Alles bleibt anders

Annette Wenzel

Alles bleibt anders

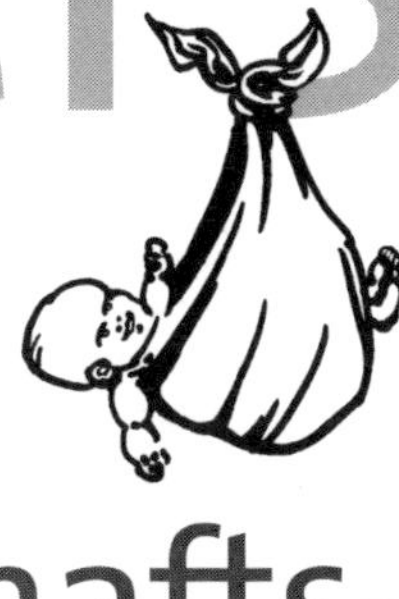

Das ehrliche Schwangerschaftsbuch

Eichborn

1 2 3 4 07 06

Umschlaggestaltung: Ruth Wagner
Illustration: Diana Lukas-Nülle
Lektorat: Waltraud Berz
Layout: Tania Poppe
Gesamtherstellung: Fuldaer Verlagsanstalt, Fulda
ISBN 3-8218-4916-9

Verlagsverzeichnis schickt gern:
Eichborn Verlag, Kaiserstraße 66, 60329 Frankfurt am Main
www.eichborn.de

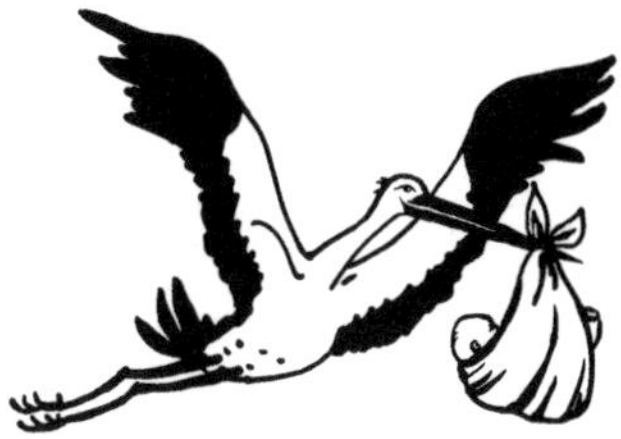

Inhalt

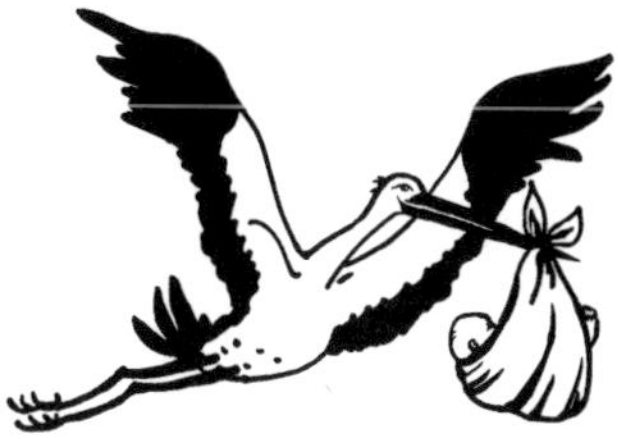

»Jetzt ändert sich alles!«

Es gibt wohl kaum eine schwangere Frau, die diesen Satz noch nicht gehört hat. Und sich nicht angstvoll fragt, ob er zutrifft. Statt ihre Schwangerschaft zu genießen, grübelt sie: Wird sich mein Leben tatsächlich so gravierend ändern, dass ich es nicht mehr wiedererkenne, selbst wenn es mir auf der Straße zuwinken würde? Werde ich nie wieder die Frau sein, die ich die letzten Jahre war? Für Monate nicht mehr ausgehen? Nur noch praktische Kleidung tragen?

Schwangere Frauen wollen ein Kind. Was sie nicht wollen, ist ein vollkommen neues Ich. Doch genau dafür müssen sie leider bitterlich kämpfen. Denn kaum rundet sich der Bauch, verliert die Frau ihre Individualität und wird zum Allgemeingut Mutter. »Jetzt brauchen Sie ein größeres Auto, nicht?«, »Stillen ist das Beste für Ihr Kind«, »Sie werden sich ja kein Baby zulegen, um gleich wieder zu arbeiten«, »Kino siehst du fortan nur noch von außen« und, unser Klassiker,

»Jetzt ändert sich alles«.

Ich freute mich sehr über Glückwünsche zu meiner Schwangerschaft, auch gab ich gerne Auskunft, wann es denn so weit sei. Doch dieses Bündel an Geboten, Rollenklischees und Mythen, die ich als Schwangere gleich mit auf den Bauch gebunden bekam, irritierte mich. Denn es vertrug sich nicht mit dem, was ich mir vorstellte: Ich wollte auch als Mutter die Frau bleiben, die ich bin. Nicht eine, die fortan und für immer ihrem Leben entsagt und 24 Stunden am Tag dem Kind widmet, das wundervoll findet und endlich ihre Bestimmung gefunden hat. Dieser Mütterfeminismus – von Freunden, Kollegen, Nachbarn und Bekannten gleichermaßen ausgeblökt – war mir fremd. Bisweilen schien es mir, als ob ich mit der Schwangerschaft gleich noch einen Zeitsprung hingelegt hätte: ganz weit hinaus aus dem 21. Jahrhundert. Wir sollten es heute besser haben als unsere Mütter? Weit gefehlt!

Dass die deutsche Familienpolitik sich noch immer im 19. Jahrhundert befindet, ist bekannt. Dass unsere Gesellschaft diese Politik gutheißt, wurde mir erst klar, als ich schwanger war. Ob ich wollte oder nicht, plötzlich waren sie in meiner Lebensrealität angekommen: die deutsche Übervoll-Mutter und ihr hartnäckiger Gegenspieler, der Rabe. Ich begegne ihnen bei jeder sich bietenden Gelegenheit, selbst bei Leuten, die ich bis dato für moderne Zeitgenossen hielt. Setzen Sie sich als Mutter eines drei Monate alten Babys abends mit einer Freundin in ihre Lieblingsbar. Bestimmt kommt irgendein entfernter Bekannter vorbei, ein Horstchen oder ein Karl, und fragt mit kritischem Blick auf das Glas Martini in Ihrer Hand:

»So so, und das Kind?«

»Beim Vater.«

»Du musst es ja wissen.«

Und schon schwebt er wie ein Damoklesschwert über Ihnen, der Rabe. Sitzt der frischgebackene Vater in der Bar, wird er herzlich beglückwünscht zur Geburt seines Kindes.

»Ich geb einen aus!«

Ein Kind zu bekommen ist körperlich sehr anstrengend. Weitaus anstrengender ist es, nicht zum Allgemeingut zu geraten, sich nicht absorbieren zu lassen von den Leuten, Medien, Traditionen, die plötzlich zu allem ihr Dings dazutun. Die Kassiererin im Supermarkt fragt mich, als sie das Milchpulver über den Scanner zieht:

»Nicht stillen?«,

ich antworte freundlich: »Nein«,

sie lakonisch: »Schlecht.«

Seitdem meide ich ihre Kasse, wenn es nur geht, überlege gar, den Supermarkt zu wechseln, denn sicher hat sie ihren Kolleginnen von diesem ... Weib erzählt, das scin Baby nicht stillt, man betrachtet mich argwöhnisch, ah, Madame legen einen Rotwein aufs Band, saufen will sie, aber nicht stillen.

»Und so eine hat ein Kind.«

Nie konnten wir auf so viele Experten, Ratgeber, TV-Serien und Spezialzeitschriften zurückgreifen wie heute. Manche von uns werden in den vierzig Wochen, die eine Schwangerschaft dauert, zu wahren Amateur-Gynäkologinnen. Doch bringt die medizinische Aufklärung zugleich die Befreiung von angestaubten Mutterbildern? Ein Blick in die meisten und vor allem die populären Ratgeber lässt anderes vermuten; sie propagieren eine Mutter, die sich noch in den sechziger Jahren befindet. Eine Mischung aus gefühlsduseliger Heilewelt und sehr viel deutscher Mutti, die mit der Biologie zugleich ihre eigentliche Aufgabe findet. Eine Kostprobe aus einem der zurzeit auflagenstärksten Ratgeber zum Thema: »Nutzen Sie die letzten Wochen [der Schwangerschaft] besonders intensiv mit Ihrem Partner. Diese Zweisamkeit kommt so schnell nicht wieder. Gehen Sie abends aus, verabreden Sie sich zum Essen, treffen Sie Freunde, und bleiben Sie morgens lange im Bett.« [1] Die soziale Isolation der Mutter – abgesehen von Krabbeltreffs und dergleichen – wird nicht nur angekündigt, sondern scheint selbstverständlich.

Die hierzulande gängige Vorstellung von der optimalen Mutter führt jede Idee von Gleichberechtigung ad absurdum. »Jetzt ändert sich alles«: Das Kind soll nicht in ein vorhandenes Leben integriert, sondern zum Sinn und Zweck des Lebens seiner Mutter werden. Bisweilen könnte man meinen, eine Frau darf genau so lange emanzipiert sein, bis sie schwanger wird. Dann hat der Spaß ein Ende. Wehren wir uns dagegen? Ja, aber nur hinter vorgehaltener Hand und nur, wenn wir unter uns sind. In solchen Gesprächen hört man dann die wahren Geschichten hinter der sentimentalen Verklärung. Die Erfahrungen, Gefühle und Gedanken abseits der notorischen Bildbände, die unsere Gesellschaft sich in die Schrankwand stellt.

Schwangerschaft, Geburt und Babyzeit sind Erfahrungen, bei denen wir mitunter an unsere Grenzen stoßen. Ständig gilt es, sich zu positionieren, Entscheidungen zu treffen, Absurditäten und Vorurteile als solche zu erkennen und die vielen ultimativen Tipps selbstbewusst zu sortieren. Da hat man wahrlich zu tun. Dieses Buch möchte Ihnen anbieten, bei dieser Arbeit behilflich zu sein. Wir wollen uns ein paar eherne Gesetze näher anschauen (»Nur eine stillende Mutter baut eine innige Beziehung zu ihrem Kind auf«) und mit Mythen aufräumen (»Mit positiver Einstellung sind Wehen halb so schlimm«). Es soll dieser ganze Mutterkult demnach kräftig ausgemistet werden. Er ist überall mit dabei: beim Bauchtanzen im Vorbereitungskurs, unter den Wehen, die man, dem Kind zuliebe, auch ohne Schmerzmittel bewältigt, und beim beliebtesten Stammtischklassiker von allen, den Hormonen.

Mutter ohne Mutterkult? Ja, das geht, ganz wunderbar sogar. Ohne Schuldgefühle, Schicksalsgeraune und Opfererwartung. Unverstellt, nur Sie und Ihr Kind, ohne das ganze Dings, von dem einem alle einreden, es gehöre naturgemäß dazu und das einen nur ablenkt von einem Alltag, der plötzlich so viel bieten kann: Zauberhaftes, Stolzes, Zärtliches und viel, viel Drolliges. Ein wundervolles irdisches Glück.

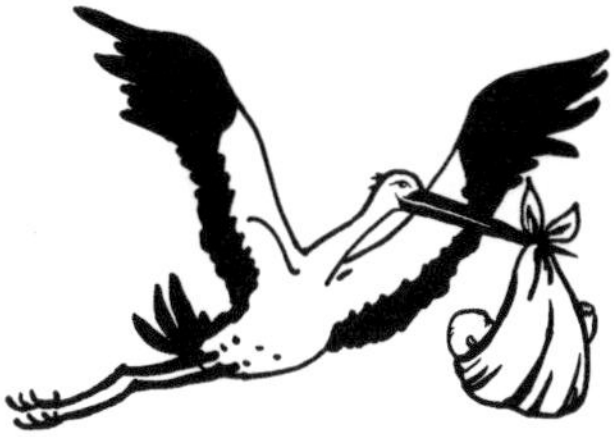

Die beliebte Hormon-Saga

Ich erinnere mich noch genau an die ersten Monate, als ich rasend verliebt in meinen Mann war. Strahlender Teint, durchliebte Nächte, leichtfüßiger Gang auf hohen Schuhen. Und diese jahrelange Schwere, diese Fassungslosigkeit über die Banalität des Lebens, sie waren auf einmal wie nie gewesen. Ich war eine glamouröse Frau, ich war Maria Callas, Romy Schneider und Jackie O., und wenn ich an jene zweite Jahreshälfte 2000 zurückdenke, bekomme ich heute noch ehrfurchtsvolles Herzklopfen, weil diese Zeit einfach larger than life war.

Es gibt Momente, in denen das Leben über sich selbst herausragt. Ein (gewolltes) Kind in sich zu tragen, ist definitiv ein solcher Moment.

Natürlich bricht die Verliebtheit immer wieder mal ein. Es sind dies kleine Ernüchterungen, Alltagsprobleme, Zukunftssorgen, Unstimmigkeiten, welches Benzin zu tanken sei, und nur ein romantikbesoffener Tor würde schlussfolgern, das sei ja dann nichts mit der Liebe.

Komischerweise jedoch will unsere Gesellschaft, die das nur zu gut kennt, Liebe und Alltag und Spülmaschine ausräumen und »Könntest du vielleicht auch einmal, nur einmal in deinem Leben mir das Bügeln abnehmen«, diese Gesellschaft will bei der Schwangerschaft plötzlich gar nix mehr von den Nöten des wirklichen Lebens wissen. Schwangerschaft gilt den Leuten als ein Zustand, der blind macht, denn anders kann ich es mir nicht erklären, dass für jede Sorge, Angst, seelische Erschöpfung und schlechte Laune der schwangeren Frau plötzlich nicht mehr das Leben, sondern die Hormone verantwortlich sein sollen.

»Wie genau Ihre Frau sich verändern wird, kann man vorab nicht sagen – *dass* sie sich verändern wird, ist jedoch so sicher wie das Amen in der Kirche. Vom Tag der Empfängnis an gähnen, recken und strecken sich die Hormone, die bislang noch nie etwas zu tun hatten. Sie berappeln sich langsam, räuspern sich noch einmal und machen sich dann ans Werk. So werden knallharte Business-Frauen ohne Vorwarnung zu weinerlichen Sensibelchen, und im Gegenzug mutieren verhuschte Mäuschen zu bärbeißigen Powerfrauen.«[2]

Puh, Hormone, was sind das nur für üble Kameraden, die von der Schwangeren Besitz ergreifen, dass sie nimmer weiß, wer sie ist? Also, am HCG, dem humanen Choriongonadotropin, kann's nicht gelegen haben, dass ich mich auch während der Schwangerschaft aufregte, wenn der Haushalt an mir kleben blieb. HCG wird bereits ein bis zwei Tage nach dem Einnisten der befruchteten Eizelle in der Gebärmutter gebildet (ein Umstand, den sich Schwangerschaftstests zunutze machen) und verursacht die ersten Anzeichen der Schwangerschaft: Übelkeit und Erbrechen, Spannungen in der Brust und Gewichtszunahme. Aber mit einer klebrigen Küche hat HCG definitiv nichts zu tun. Schauen wir weiter nach. Kommt die schlechte Stimmung vielleicht vom Progesteron (Gelbkörperhormon)? Immerhin ist sein Wert nun um das Zehnfache höher als in unschwangerem Zustand. Dennoch, das Hormon kann der Übeltäter nicht sein, sorgt es doch dafür, dass wir entspannt sind, vor allem die Muskeln der Gebärmutter, damit sie nicht auf die Idee kommen, vorzeitig zu kontrahieren. Okay, lasst uns nicht aufgeben! Irgendwo muss es doch sein, das Hormon, das uns dieses berechtigte Gefühl des Ausgeschlossenseins bereitet, zum Beispiel dann, wenn draußen in der Toskana eine pittoreske Weinprobe tobt, während wir unter dem Schatten einer Pinie einsam ein Glas Traubensaft schlürfen. Vielleicht liegt's am Östrogen, dass wir nicht ununterbrochen trunken vor Glück sind? Immerhin gilt es als dasjenige Hormon, das den größten Beitrag zur körperlichen und psychischen Entwicklung der Frau leistet. Während der Schwangerschaft ist die Ausschüttung noch um den Faktor 30 erhöht. Östrogene wirken sich eigentlich auf alle Bereiche des schwangeren Körpers aus. Hautveränderungen, Wasseransammlung, vermehrte Blutbildung, größerer Busen – resultieren alle vom Östrogen. Auch das prächtig volle Haar, das wir plötzlich unser eigen nennen, kommt vom Östrogen. Das Hormon verlängert die Phasen des Haarwachstums nämlich deutlich. Stimmen Sie mir zu, liebe Leserin, wenn mir Zweifel kommen, dass Östrogen ein Schlechte-Laune-Hormon ist? Nicht anders ist es mit dem Endorphin. Je weiter die Schwangerschaft fortschreitet, desto höher ist seine Ausschüttung. Ihren Höhepunkt erreicht sie unter der Geburt. Endorphine lösen Glücksgefühle aus und senken die Schmerzempfindlichkeit der Schwangeren. Sie werden daher auch als »natürliches Opium« bezeichnet. Ah, aber eins habe ich noch, das Prolaktin. Etwa ab der achten Schwangerschaftswoche steigt seine Konzentration steil an. Sie wird bis zur Geburt und auch danach noch durch den Stillreiz auf einem anhaltend hohen Niveau gehalten. Nein, Prolaktin macht wohl auch keine schlechte Laune, denn unberechenbar ist die Frau ja nur in der Schwangerschaft und nicht in der Stillzeit. Außerdem wird Prolaktin auch im männlichen Körper produziert (es beeinflusst seine Fruchtbarkeit), und der Herr würde sich was wehren, wenn man seine Ängste und Zweifel nicht ernst nähme, sondern auf ein Hormon zurückführte.

HCG, Progesteron, Endorphine, Östrogen und Prolaktin sind die fünf »großen« Hormone, die während einer Schwangerschaft freigesetzt beziehungsweise vermehrt produziert werden. (Es kommen freilich noch viele andere hinzu, beispielsweise MSH, das die Brustwarzen der Schwangeren dunkel färbt, oder Relaxin, das Becken und Muttermund für die Geburt aufweicht.) Unsere fünf großen Hormone haben körperliche Funktionen und wirken nicht unmittelbar auf die Psyche. Ich würde mich also nicht hinreißen lassen zu der Behauptung, sie seien wie der Wolf im Schafspelz. Nein, ich finde, das sind tatsächlich nur Schafe. Alle fünf besitzen auch eine eindeutige Verlaufskurve, sie fahren nicht, wie der Volksmund behauptet, Karussell. Und auch die oft gehörte These, dass es eben die Mischung sei, die eine so unberechenbare Wirkung auf die Stimmung der Schwangeren habe, das Wort Hormon-Cocktail lässt es bereits vermuten, ist eine Stammtischmär.

Eine interessante Lage. Die Hormone sind identifiziert, ihre Eigenschaften katalogisiert, ihre Auswirkungen bekannt. Und doch hält sich die Behauptung hartnäckig, die Frau stehe »unter dem Einfluss der stets unberechenbaren Schwangerschaftshormone«.[3] An ihnen liege es, dass wir mitunter zwiespältig fühlen, wenn wir schwanger sind: Bangigkeit, Beklemmung, Wohlsein, Verdruss, Trübsal, Honigmond, Melancholie, Vorfreude, Jammer, Überglück.

Was tun? Sollen wir daran glauben, dass irgendwann ein wackerer Forscher eben doch noch dieses wölfische Hormon entdeckt, das dafür sorgt, dass wir (auch) in schwangerem Zustand nicht stets ein Ausbund an Gelassenheit sind?

Oder sollten wir besser in Ruhe nachdenken?

Nehmen wir einmal an, es gäbe tatsächlich ein Hormon, das der Schwangeren schlechte Laune verursacht. Was hätte die Natur sich dabei gedacht? Was hätte dieses Hormon für einen Sinn? Die Frau zu quälen, während sie ohnehin schon schwer zu tragen hat? Das kommt mir wirklich sehr naturpessimistisch vor. Denken wir weiter und betrachten währenddessen die Mütter, die ihr drittes oder viertes Kind austragen. Kurioserweise leiden sie längst nicht so vehement an Stimmungsschwankungen wie wir Erst- oder Zweitgebärenden, sie sind, von körperlichen Beschwerden abgesehen, insgesamt weitaus mehr bei sich selbst. Werden die obskuren Schlechte-Laune-Hormone also während der ersten und zweiten Schwangerschaft …

verbraucht? Gilt »Oberkante Unterlippe voller Schwangerschaftshormone«[4] also nur bedingt?

Unsinn, das gilt überhaupt nicht!

Die bevorstehende Rolle als Mutter gedanklich auszuloten kostet Kraft. Immerhin muss ein hilfloses Baby in die eigene Biografie integriert werden, in unsere Sehnsüchte, Wünsche und Ansprüche. Das soll einfach sein? Ich bitte Sie! Es gibt so viel, was uns in der Schwangerschaft zu Recht verstört: Die körperliche Veränderung, die vielen neuen Speckringe, der schwere Busen, die Sorge, was aus dem eigenen Berufsleben wird, wie die Beziehung sich entwickelt, ob der Partner ein fürsorglicher Vater wird oder nach wie vor dreimal wöchentlich mit seinen Freunden um die Häuser zieht, wir möglicherweise jeden Abend zu Hause sitzen, dem allem nicht gewachsen sind, ob überhaupt Zeit bleibt für uns selbst, ein Buch, die beste kinderlose Freundin, eine stille Tasse Vanillekaffee, ob das Kind gesund ist, es nächtelang schreien wird wie das nebenan, wie wir es hinbekommen sollen, auf Spielplätzen und in Krabbelgruppen nicht zu versauern – alles dies sind reelle Nöte, die nicht ins Ammenreich der Hormone abgeschoben werden dürfen, sondern denen Aufmerksamkeit geschenkt werden muss. Die ganzen bangen Gefühle, die Ängste, das Weinen, das Lachen, die die Schwangerschaft mit sich bringt, gehören zur Mutterwerdung dazu wie das Östrogen, das HCG und das Prolaktin. Aber sie werden, bittschön, nicht von ihnen ausgelöst.

Dem Mann geht's mit seiner Vaterrolle doch nicht anders. Lesen Sie bitte folgenden Abschnitt vom Autor, der uns weiter oben vom »weinerlichen Sensibelchen« berichtete:

»Kaum ein Mann nimmt die Botschaft, dass er in neun Monaten nicht mehr hauptberuflich Lebensgefährte und Mann, sondern vor allem Papa sein wird, mit uneingeschränktem Jubel auf. Selbst wenn der Familienzuwachs geplant war (...), mischt sich zu den 99 Prozent Freude immer noch dieses eine verdammte Prozent Mulmigkeit (...). [Im Kopf] befinden sich eben nicht nur die schönen Gedanken und blumigen Visionen vom bevorstehenden Familienglück, sondern auch all diese gemeinen mentalen Widerhaken: (…) ›Die Dauerkarte für Borussia Dortmund werde ich mir nächstes Jahr bestimmt nicht mehr kaufen brauchen – meine Frau schickt mich an den Wochenenden garantiert immer mit dem Zwerg auf den Spielplatz‹. (…) ›Hilfe!‹«[5]

Ja, Hilfe. Wenn sich der Autor dieser Zeilen schon ängstigt, dass sein gewohnter Stadionbesuch am Samstagnachmittag fortan dahin ist, dann darf man doch wohl auch der Frau ein bisschen »Mulmigkeit« zugestehen. Schließlich hat sie das Kind den Rest der Woche.

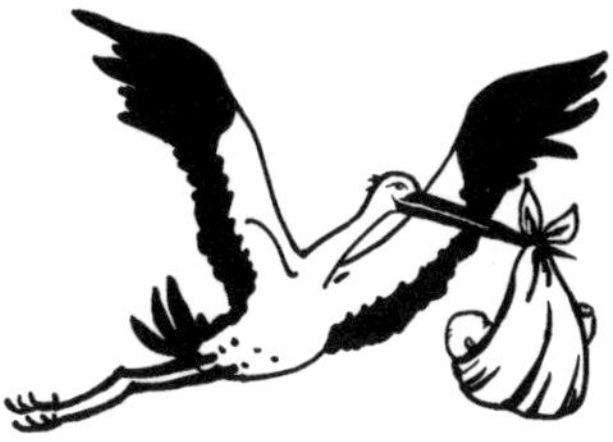

Bildung tut Not

Schwangerschaft ist die Hoch-Zeit der Plattitüden, nie zuvor wurde ich mit so vielen Seichtheiten, Halbwahrheiten und altklugem Geschwätz belästigt. »Schwangerschaft ist keine Krankheit«, diesen Satz hörte ich nahezu ununterbrochen.

Annette. Schwangerschaft. Ist. Keine. Krankheit.

Was mich eigentlich wunderte, denn nie bekam ich so viele Arztbesuche verordnet wie während der Schwangerschaft. Der gesetzliche Mutterschutz unterzieht uns einer strengen Vorsorgeroutine, im Schnitt sind zwölf Termine locker drin. Man kann das übertriebene Vorsicht nennen, gar Hysterie. Tatsächlich ist eine Bilderbuchschwangerschaft eher die Ausnahme denn die Regel. Und daher ist kein Satz so dumm wie der oben.

Bei einer problemlos verlaufenden Schwangerschaft werden bis zur 24. Schwangerschaftswoche (SSW) alle vier Wochen, ab der 28. Schwangerschaftswoche alle drei Wochen, ab der 34. Schwangerschaftswoche alle zwei Wochen und ab der 41. Schwangerschaftswoche jeden zweiten Tag Vorsorgeuntersuchungen durchgeführt. Diese Untersuchungen sind Standard und werden von der Krankenkasse bezahlt. Medikamente, die aufgrund der Schwangerschaft oder Entbindung verschrieben werden, sind gebührenfrei. Von den gesetzlichen Krankenkassen übernommen werden auch die Kosten eines Geburtsvorbereitungskurses, nicht aber die der Schwangerschaftsgymnastik.

Vorsorgeuntersuchungen sind zeitraubend und nervenaufreibend, so ist das. Immer das Gleiche: Wiegen, Urinprobe, Blutdruckmessung und mal kurz unten reingucken, ob das Baby schon den Arm rausstreckt oder was auch immer die Gynäkologen da sehen, was weiß ich. Eine Ultraschalluntersuchung ist nach den Mutterschaftsrichtlinien dreimal vorgesehen. Gilt die Schwangerschaft jedoch als riskant wie meine beiden (und die, wie ich las, von mittlerweile 40 Prozent aller werdenden Mütter), wirft der Gynäkologe das Ultraschallgerät eigentlich jedes Mal an.

Die erste Sonografie findet zwischen der neunten und 12. Woche statt. Sie dient dazu, festzustellen, ob sich das Ei an der richtigen Stelle eingenistet hat und die Gefahr einer Bauchhöhlen- oder Eileiterschwangerschaft auszuschließen ist. Auch sehen wir bei dieser Untersuchung, sofern die Schwangerschaft erfolgreich ist, den Herzschlag des Kindes. Meine ersten beiden Schwangerschaften, die beide in der achten Woche abgingen, zeigten auf dem Bildschirm stets ein krumpeliges lebloses Rund. Erst beim dritten Anlauf sah ich einen blinkenden Kreis – diesmal, das wusste ich, geht es gut. Der zweite Ultraschall ist zwischen der 19. und 22. Schwangerschaftswoche vorgesehen. Dann will sich der Gynäkologe ein Bild vom Wachstum des Kindes machen: Ist es zeitgerecht entwickelt, sind alle Organe dort, wo sie sein sollten? Meistens ist das Baby ja lehrbuchmäßig entwickelt, aber allein die Tatsache, dass sicherheitshalber eben doch ganz gründlich nachgeschaut wird, ließ mich, die Unverwöhnte, immer das Schlimmste fürchten. Ich sage es ehrlich: Die Termine, an denen das Ultraschallgerät ausgeschaltet blieb, waren mir die liebsten.

Viele Gynäkologen schauen bei der zweiten Sonografie nach dem Geschlecht des Kindes, sofern es an diesem Tag einen Blick auf die signifikanten Teile zulässt. Mit den signifikanten Teilen ist es indes eine Sache: Vor Ende der 20. Woche sind die Hoden bei den Buben nicht sichtbar entwickelt, es muss also ein Penis identifiziert werden. Doch dessen Bedeutung ist – wie immer im Leben – Interpretationssache. Es kann zu diesem Zeitpunkt, was scheinbar ein Penis ist, durchaus eine Klitoris sein und umgekehrt. Gundula, von einem wirklich altgedienten, erfahrenen Gynäkologen betreut, bekam nach der zweiten Sonografie »99 Prozent sicher« einen Jungen und zehn Wochen später ein Mädchen. Es ist ihr so nachdrücklich in Erinnerung, welche fundamentalen Gefühlswirren diese pränatale Geschlechtsumwandlung bei ihr und ihrem Mann auslöste, dass sie beim nächsten Kind erst beim dritten Ultraschall, der zwischen der 29. und 32. Schwangerschaftswoche stattfindet, nach dem Geschlecht fragen wird. Dann sind bei den Buben sichtbar die Hoden entwickelt – so sichtbar, dass selbst ich sie erkannte.

Die Vorsorgetermine beinhalten viele routinemäßige Blutuntersuchungen und Abstriche. Sie aufzuzählen und zu erörtern würde Seiten dieses Buches füllen. Darauf will ich verzichten. Warum? Ist Bildung denn nicht wichtig, um in der Welt zu bestehen? Und ob. Gebildet zu sein heißt in manchen Fällen aber auch, genau zu wissen, wann ich die Bildung anderen überlassen muss. Persönlich kenne ich zwar keine, aber in diversen Diskussionsgruppen im Internet sind mir immer wieder Frauen begegnet, die, obwohl Laien, anscheinend exakt wissen, welche Eintragung im Mutterpass welches Schicksal erahnen lässt. Es werden dort Laborwerte jongliert, FS, SSL, BPD, APD/AU verglichen – Chapeau, die Damen, Chapeau! Allein, was soll das nützen? Dieses Semiwissen dient doch nur dazu, Verunsicherung, gar Hysterie zu schüren. Denn sind wir ehrlich: Ein Medizinstudium dauert nicht umsonst Jahre, und es werden diese Jahre von unserem Arzt wohl nicht mit Banalitäten verschwendet worden sein, sondern mit dem Erwerb von fundiertem Wissen. Es ist schlicht absurd anzunehmen, ich könne, nur weil ich weiß, dass FL/HL Femurlänge/Humeruslänge (Länge der Oberschenkel- und Oberarmknochen) bedeutet, eine fachliche Meinung dazu beisteuern, wann der Befund auffällig und ein Downsyndrom zu erwarten ist. Etwas in einem Lexikon nachzuschlagen heißt noch lange nicht, es auch wirklich verstehen zu können. So wissbegierig ich bin, so gerne ich stets alles restlos zu erfahren verlange: Mein Mutterpass war und ist mir – gerne – ein Buch mit sieben Siegeln. Im Fall der Schwangerenvorsorge, so finde ich, besteht Bildung darin, einen Arzt zu finden, dem ich vorbehaltlos mich und mein ungeborenes Kind anvertraue. Und ich finde diesen Arzt nicht durch ein Schnellstudium Obstetrik, sondern durch Herzensbildung allein. So banal es klingen mag, so oft wird's doch vergessen: Der gynäkologische Stuhl ist – nicht nur für werdende Mütter – nur dann eine bequeme Liegestatt, wenn ich instinktiv ein Zutrauen habe zu der Person, die mich da untersucht. Wenn ich Verlass spüre, Mut und Vertrauen. Gynäkologie ist eine Bauchangelegenheit. Und mit unserem Bauchgefühl sollten wir auch die Arztwahl entscheiden.

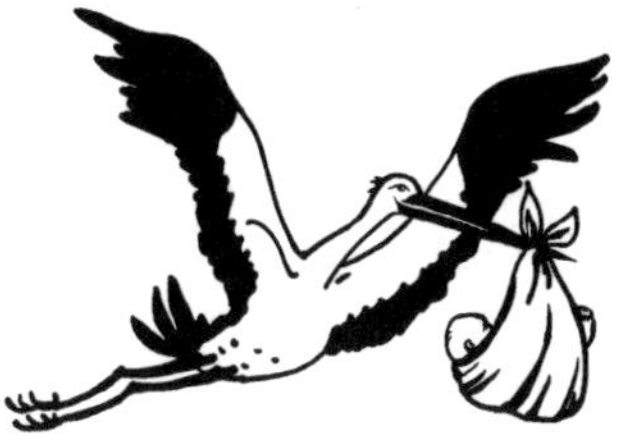

Pränataldiagnostik: Eine Lupe mit Sprung

Ich war 36 Jahre alt, als ich mit meinem zweiten Kind schwanger wurde. Die Schwangerschaft überraschte mich etwas, um es vorsichtig zu formulieren (man sollte eigentlich meinen, eine Frau meines Alters habe Verhütung im Griff, offensichtlich hat sie nicht). Jedenfalls saß ich, reichlich erschüttert, bei meinem Arzt, der beglückwünschte mich, zauberhaft fände er überraschende Schwangerschaften, und wie's mit einer Amniozentese aussehe, er müsse das erwähnen, aus haftungsrechtlichen Gründen.

Was für eine Welt! Vorn leuchtet noch der Zauber, hinten droht bereits der Schadensersatzfall. Eine Haltung, die mir in den folgenden Wochen nicht selten begegnete: Schon wieder ein Baby, wie wunderbar, du Glückliche! Haste auch nachsehen lassen, ob's all seine Sinne zusammenhat?

Je älter wir sind, desto größer ist unser Risiko, ein behindertes Kind auf die Welt zu bringen. Mit 30 Jahren liegt die Wahrscheinlichkeit noch bei 1 zu 900, mit 35 schon bei 1 zu 350, und mit 40 gar bei 1 zu 97. Noch, schon, gar? Ganz heikle Worte in diesem Zusammenhang, ganz heikle! Der Bundesgerichtshof jedenfalls hält ein Risiko von 1 zu 350 für hoch genug, um den Arzt dazu zu verpflichten, eine Schwangere ab 35 obligatorisch auf die Möglichkeit pränataldiagnostischer Verfahren und einer Spätabtreibung hinzuweisen. Versäumt der Arzt diese Beratung, kann er, so ein BGH-Urteil von 1983, von der Frau haftbar gemacht werden, wenn sie ein Kind mit Chromosomenstörung auf die Welt gebracht hat. Mein Frauenarzt tat also gut daran, seine 36-jährige Patientin sofort nach Erhalt der frohen Botschaft auf den schnöden Boden des Downsyndroms aufknallen zu lassen. Beim Geld hört bekanntlich aller Zauber auf.

Noch blieb mir ein wenig Zeit, mich zu entscheiden. Denn eine Amniozentese kann frühestens ab der abgeschlossenen 12. Woche durchgeführt werden, und auch dann nur, wenn zu diesem Zeitpunkt schon genug Fruchtwasser vorhanden ist. Auch variiert der frühest mögliche Untersuchungstermin von Arzt zu Arzt. Ich konsultierte Cornelia, die beste Freundin meiner Schwägerin, promovierte Biologin, die in einer Praxis für invasive genetische Diagnostik arbeitet. Sie klärte mich auf. Die Amniozentese ist ein kleinerer operativer Eingriff, bei dem eine feine Nadel durch die Bauchdecke bis in die Fruchtblase geschoben wird und zehn bis 15 Milliliter Fruchtwasser abgezogen werden. Im Fruchtwasser befinden sich kindliche Zellen, die dann in einer Zellkultur angezüchtet und deren Chromosomen auf Fehlbildungen untersucht werden. Das Ergebnis liegt ungefähr zwei Wochen nach dem Eingriff vor, es gilt als 99,9 Prozent sicher. Eine andere Möglichkeit, den Fetus auf Chromosomenstörungen zu untersuchen, besteht in der Chorionzottenbiopsie. Das Chorion ist ein Gewebekranz rund um den Fruchtsack und besitzt dieselben Erbinformationen wie der Embryo. Der beste Zeitpunkt für eine Biopsie der Zotten des Chorion ist zwischen der elften und 13. Woche. Auch hier wird eine feine Nadel durch die Bauchdecke eingeführt und mit einer Spritze Gewebe entnommen, auch hier muss die Schwangere auf das vollständige Ergebnis zehn bis 14 Tage warten. Sowohl bei der Amniozentese als auch bei der Chorionzottenbiopsie besteht die Möglichkeit eines Kurzzeitbefunds, der – mit entsprechenden Unsicherheiten – zwei bis drei Tage nach der Untersuchung vorliegt.

Bildung ist, ich kann es nicht häufig genug betonen, immens wichtig, um in der Welt zu bestehen. So auch im Fall der Pränataldiagnostik. Ich ließ Cornelia nicht aus meinen Fängen und fragte sie: Was kann die Pränataldiagnose? Wie weit seid ihr denn, ihr Forscher? Ihre Antwort bestürzte mich. Denn ich musste feststellen, dass gesellschaftliche Vorstellung und medizinische Wirklichkeit extrem weit auseinander klaffen. Ich für meinen Teil hatte bis dato immer eine sehr wissenschaftsgläubige Vorstellung von Pränataldiagnose: Die Schwangere wird punktiert und bekommt nach einer Wartezeit mitgeteilt, ob ihr Baby gesund sein oder eben … na ja, ein paar Handicaps haben wird. Weit gefehlt. Cornelia berichtete, dass die humangenetische Wissenschaft aktuell 3000 genetisch bedingte Störungen verzeichnet (dazu zählen freilich auch harmlose Sachen wie Kurzsichtigkeit oder ein krummer Zeh). Die pränatale Diagnostik erkenne 100 davon, das sind, wenn ich richtig rechne, drei Prozent. Uff, ich würde dies nicht wirklich eine flächendeckende Zahl nennen! Und selbst wenn der Fetus nun ausgerechnet an einer dieser 100 chromosomalen Störungen leidet, ist dies, wie Cornelia mir weiter erklärte, nicht automatisch eine richtig schlechte Nachricht: Fruchtwasseruntersuchung und Chorionzottenbiopsie können nur die Störung, nicht aber ihren Schweregrad feststellen. Sie können nicht vorhersagen, ob das Kind dauerhafter Pflege bedürfen oder aber in der Lage sein wird, ein weitgehend oder gar vollkommen selbstständiges Leben zu führen. Gerade als mir die Frage auf der Zunge lag, was pränatale Diagnose dann überhaupt bringe, fügte Cornelia an: Nur wenn die Fruchtwasserzellen gezielt auf eine familiäre erbliche Vorbelastung untersucht werden, zum Beispiel auf Mucoviszidose, können wir ein klares Ergebnis liefern, denn dann gehen wir auf die molekulargenetische Ebene und schauen uns die DNA an.

In meiner Familie leidet aber niemand an Erbkrankheiten.

Ist doch schön, sei doch froh! Und weißt du was?, fuhr sie fort (sie war etwas in Fahrt geraten), selbst eine befundlose pränatale Diagnose garantiert dir kein quietschgesundes Kind.

Nicht nur kann es an einer der 2900 chromosomalen Störungen leiden, die wir pränatal nicht erkennen, nein, eine Behinderung kann auch durch die Schwangerschaft selbst entstehen, zu jedem Zeitpunkt, selbst am letzten Tag, selbst, und nicht selten, unter der Geburt. So ist das, Annette. Und jetzt entscheide dich!

Aussichten waren das, großartig!

Beim nächsten Ultraschalltermin verharrte mein Arzt länger am Bild des Köpfchens, rechnete irgendwas, um mir anschließend mitzuteilen, die Nackenfalte meines Kindes zeige keine Auffälligkeiten. Ah ja, ich atmete auf, die berühmte Nackentransparenz. Gleich rief ich Cornelia an, um ihr zu berichten. Die Messung der fetalen Nackenfalte gehört zu den relativ neuen Verfahren der Pränataldiagnostik. Es handelt sich um eine sonografische Untersuchung, die zwischen der elften und der 14. Schwangerschaftswoche durchgeführt wird. Ist die Nackenfalte des Fetus zu diesem Zeitpunkt dicker als zwei Millimeter, könnte dies auf ein erhöhtes Risiko für eine Chromosomenanomalie deuten. Doch dies ist leider, ich ahnte es bereits, nicht die ganze Geschichte. Ja, ja, sagte Cornelia, schon wunderbar, das mit der Nackenfalte. Bedenke aber, dass nur ungefähr 70 Prozent aller Downsyndrom-Kinder als Feten eine verdickte Nackenfalte haben, der Rest rutscht durch. Von mir aus, dachte ich, mit 70 zu 30 kannste leben, ich dachte das nur kurz, denn auch die 70 Prozent sind letzten Endes nur eine theoretische Zahl. Hast du denn den Eindruck, dein Arzt besitzt, was die Bedienung des Ultraschallgeräts anbelangt, Meisterreife?, fragte mich Cornelia. Tja, wie will man das als Laie sicher beurteilen können? Besser wär's jedenfalls, wenn er sich auskennt, meinte sie ungerührt, denn die Aussagekraft der Nackentransparenz hängt ganz entscheidend vom Können des Arztes ab. Sie erzählte mir von einer Untersuchung in Großbritannien, die feststellte, dass die Entdeckungsraten ärzteabhängig zwischen weniger als 40 und bis über 80 Prozent schwankten. Und während ihre Worte mir noch in den Ohren klingelten, legte

Cornelia noch eins drauf. Kaum zuverlässiger, warnte sie mich, sei auch der Triple-Test, der gewisse biochemische Marker im mütterlichen Blut bestimmt und daraus ein Risiko für eine Chromosomenstörung oder für einen Neuralrohrdefekt beim Kind ableitet. Anfang der Neunziger sei er noch als Alternative zur Fruchtwasseruntersuchung verkauft worden, heute wisse man es besser: Die Zuverlässigkeit dieses Tests liegt bei 60 Prozent. Will heißen: 40 Prozent sind entweder falsch positive oder falsch negative Befunde. Und das wäre mir, ganz persönlich, psychisch zu anstrengend, schloss Cornelia: Was soll denn das? Da haste ein Ergebnis und weißt nicht, ob's auch zutrifft. Ich konnte ihr nur Recht geben.

Der Blick hinter die Kulissen eines Pränataldiagnoselabors befreit einen, wie ich finde, wirklich restlos von dem Irrglauben, man könne irgendwas im Leben wirklich sicher wissen. Und dies bestärkte mich in meiner Entscheidung, auch in der zweiten Schwangerschaft mein Leben so zu leben, wie es sich bislang als das beste der mir möglichen erwiesen hat: Ich nehme an, was kommt. Schicksal ist der Drink meiner Wahl. Aber ich wäre die Letzte, die diesen Drink für das einzig selig machende Gesöff auf der Welt hält. Wichtig ist nur, dass wir uns nichts einschenken lassen, was uns nicht schmeckt. Dass wir die Entscheidung, ob Fruchtwasseruntersuchung oder nicht, nüchtern fällen. Mit klarem, wachem Verstand.

Wie meine ich das?

Im Zuge der Recherchen für dieses schwierige Kapitel habe ich öfter gelesen, dass sich eine Frau nur dann für eine Pränataluntersuchung entscheiden würde, wenn sie keine Skrupel habe, das Baby auch nach dem dritten Monat abtreiben zu lassen.

Das ist Unsinn, vollendeter Unsinn.

Ein herbeigeführter Abort fällt keiner Frau leicht, das ist eine schrecklich belastende Sache, noch belastender nach der 22. Woche (und die ist schnell ins Land gezogen, bis man alle Ergebnisse beisammen und eine Entscheidung gefällt hat), zu einem Zeitpunkt also, wenn das Kind auch außerhalb des Mutterleibs bereits lebensfähig wäre. Es wäre nachgerade vermessen anzunehmen, eine Frau, die sich für Pränataldiagnostik entscheidet, nimmt Spätabtreibung automatisch für ein Leichtes. Allein … sie sollte diese Option wenigstens zur Kenntnis nehmen. Ich habe den Eindruck, dass es derzeit en mode ist, eine Fruchtwasseruntersuchung durchführen zu lassen, nur um bestätigt zu haben, dass mit dem Baby bittschön alles in bester Ordnung ist. Als ob ein anderes Ergebnis gar nicht vorstellbar sei. »Ich mache die Amniozentese, um 150 Prozent sicher zu sein, dass mein Kind gesund ist« – derlei Aussagen habe ich einige Male gehört. Gewissheitstrunken kommt mir das vor. Und problematisch. Denn die Amniozentese ist kein Wunschkonzert.

Wir sind schlecht beraten, die Fruchtwasseruntersuchung als Persilschein für ein gesundes Kind zu betrachten. Pränataldiagnose ist zunächst eine ergebnisoffene Angelegenheit. Sie kann bestätigen, dass unser Baby kerngesund ist. Sie kann aber auch eine schwerwiegende chromosomale Störung enthüllen. Eine ihrer möglichen Folgen ist champagnerbegossene Erleichterung. Eine andere der Abort. Auch in einem pränatalen Labor kocht das Leben nicht automatisch auf der Sonnenseite. Sein Menü bietet einwandfreie Gesundheit ebenso wie Behinderung in schwerster Form. Stellt die Schwangere sich der Punktionsnadel, sollte sie dies, wie ich meine, so nüchtern, so realitätsverbunden wie möglich tun. Es ist alles drin. Und wir tun gut daran, uns von vornherein genau darauf einzustellen. Spätabtreibung ist ein zu heikles Thema, um davon überrumpelt zu werden und es im Affekt zu entscheiden.

Ja, Amniozentese erfordert einen klaren, wachen Verstand. Die Frage, die sie jeder von uns stellt, lautet: Könntest du dir vorstellen, dass es sich auch dann noch um dein Leben handelt, wenn du Mutter eines behinderten Kindes bist?

Ob ja oder nein – beide Antworten sind vorbehaltlos richtig, wenn und nur wenn sie Resultat einer ganz persönlichen Entscheidung sind. Keiner redet da was rein, die Aktion Mensch nicht, der Arzt nicht, der werdende Vater nicht, denn er, so ist es leider, hat immer noch die Option abzuhauen, es hat auch die beste Freundin jetzt nichts zu sagen, die eine Untersuchung hat machen lassen, war nicht so schlimm, glaub mir, die beste Freundin lebt ihr Leben, nicht unseres. Wer gibt uns die Antwort? Unsere Erfahrung mit uns selbst, unsere Ahnung, wie wir unser Leben am besten bestehen. Unser Leben, das wir kennen und von dem wir meinen, dass es uns so und nicht anders gut gelingt – ob mit kurzen oder langen Haaren, mit TV oder ohne, schicksalsergeben oder lieber nach Plan, mit Mann oder Frau oder keinem von beiden, samstags zu Hause oder unterwegs, Barolo oder Becks, selbstständig oder angestellt, der Dinge harrend oder sie herbeiführend.

Authentizität ist eine streng persönliche Angelegenheit, und sie allein zählt in diesem Fall. Keine von uns ist zur Pränataldiagnostik verpflichtet, und keine sollte sich wegen einer pränatalen Untersuchung rechtfertigen müssen, wo kämen wir da hin!, nein, jede kann bittschön selbst entscheiden, welches Leben sie führen möchte. Jede Frau hat Hirn und Bauch, und über beides bestimmt ausschließlich sie allein. Schließlich ist dies – ich möchte betonen: endlich! – das 21. Jahrhundert.

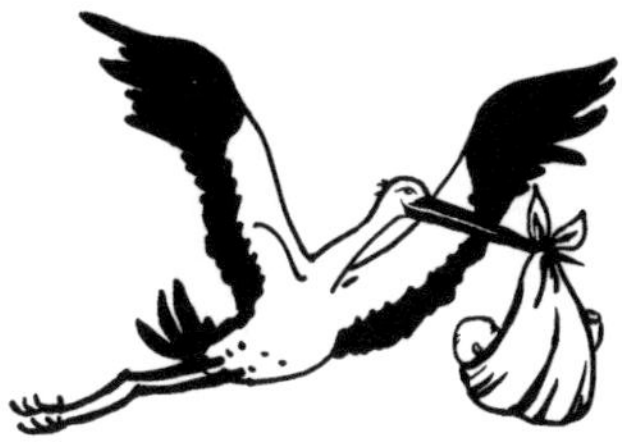

»Pregnant? Have a drink!«

las ich neulich in einem Artikel der amerikanischen »Elle«, der unter anderem vom Alkoholkonsum schwangerer Französinnen handelte. Nun ist es zwar wahrlich nicht der Fall, dass Französinnen, sobald sie schwanger sind, saufen, was das Zeug hält. Aber gelegentlich ein kleines Glas Wein ist bei unseren Nachbarinnen nie eine Sünde, sondern eine Selbstverständlichkeit. Meine Patentante, sie lebt seit Jahrzehnten im Elsass, war daher in höchster Sorge, als ich das Glas Merlot, das sie mir anbot, dankend ablehnte: »Fühlst du dich nicht wohl?« Als ich erklärend auf meinen hochschwangeren Bauch deutete, schüttelte sie den Kopf: »Wenn das dem bébé schadet, müssten alle Franzosen dérangés sein.«

Wie sollte ich ihr nicht Recht geben? Dem Geisteszustand der Grande Nation scheint das Wein trinken ihrer Schwangeren in der Tat nicht zu schaden, jedenfalls sind die Franzosen nicht verrückter als wir Deutschen.

Um Wahrheiten rund um Schwangerschaft ist es kurios bestellt. Dennoch – es wollte mir nicht einleuchten, dass ein Glas Wein dem ungeborenen Kind im einen Land Schaden zufügt, während es im anderen quietschgesund auf die Welt kommt. Ich begab mich auf die Suche nach einer wissenschaftlichen Erkenntnis.

Und wurde herb enttäuscht.

In den westlichen Industrienationen kommen drei von 1000 Neugeborenen mit einer Alkoholembryopathie zur Welt. Alkoholembryopathie, auch Fetales Alkoholsyndrom (FAS) genannt, ist Folge massiven Alkoholmissbrauchs während der Schwangerschaft und verursacht beim Kind irreparable Störungen der Hirnfunktionen. Spracherwerbsschwierigkeiten, Lernprobleme, Sonderschule, Verhaltensauffälligkeiten – die Biografie eines FAS-Kindes ist ausweglos. Es trägt ein Leben lang an einer Hypothek, die ihm im Mutterleib flaschenweise verabreicht wurde.

Aha, die Säuferinnen. Nun, dass viel Alkohol überhaupt nie gesund ist, ob schwanger oder nicht, weiß man wohl auch in Frankreich. Allein, die Frage ist: Wo beginnt der Missbrauch tatsächlich? Verspiele ich, die ich den Alkohol nur in Maßen und gepflegt zu mir nehme, aus geschliffenen Gläsern, nicht aus dem Tetrapack, die Zukunft meines Kindes? Oder meine Freundin, die so gerne den Tag mit einem Glas Whisky beschließt? Sollen wir, die wir kein Abendessen ohne ein Glas Wein genießen, in der Schwangerschaft besser von diesem Ritual absehen?

Ein klares lautes Ja! Das Fetale Alkoholsyndrom ist ein Problem, mit dem sich nicht nur die Alkoholkranken auseinander setzen müssen, sondern auch wir, die moderaten Trinkerinnen. Schon 29 Gramm reiner Alkohol täglich – das sind 0,6 Liter Bier oder ein Viertel Liter Wein – müssen zwar nicht, können aber fatale Folgen für das Ungeborene haben. Diese tägliche Dosis Alkohol, so fanden Forscher heraus, verringert den Intelligenzquotient des Babys im Schnitt um sieben Punkte. Diese Kinder leiden häufiger an Konzentrationsschwierigkeiten, sind zappelig und generell verhaltensauffällig. Notieren wir bitte mit Rotstift: In der Schwangerschaft wird nicht einmal moderat getrunken!

Machen wir das Glas kleiner und die Abstände größer. Was hält die Wissenschaft von dem Glas Merlot, das meine Tante mir einschenkte? Tja … und genau diese Frage scheint offensichtlich nicht einmütig zu beantworten zu sein. Ungefähr 5000 wissenschaftliche Artikel wurden in den letzten 20 Jahren zum Thema Alkohol in der Schwangerschaft publiziert, doch ihr

Konsens, was die Folgen eines gelegentlichen Glases anbetrifft, ist gleich null. Einmal heißt es, ein Drink ab und zu könne keinerlei Schaden beim Neugeborenen anrichten, ein andermal, dass die kritische Schwelle bereits bei einem einzigen Glas Champagner in neun Monaten überschritten sei. Die einen raten zur Mäßigung, die anderen zur Abstinenz. Und alle meinen, den heiligen Gral gefunden zu haben.

Ein Glas Champagner in neun Monaten? Mon Dieu, diese Schwelle habe ich definitiv überschritten. Am Ende meiner ersten Schwangerschaft fand ich mich auf einer hochsommerlichen Hochzeit wieder. Je länger das Fest dauerte, desto verzweifelter wurde ich, ich, mit diesem … Stoff (ich zögere, ihn Kleid zu nennen), den angeschwollenen Beinen, kurzatmig auf meinem Stuhl hockend, während der Rest der Festgemeinde unerschöpflich ausgelassen übers Parkett jagte. Als um Mitternacht die Torte angeschnitten und Wunderkerzen, Wunderkerzen! angezündet wurden, hatte ich genug vom Schwangerenexil: Entschlossen leerte ich ein Glas eiskalten Champagners, der zur Torte gereicht wurde.

Köstlich. Allein, ein Deziliter Champagner ist für einen alkoholentwöhnten hochschwangeren Körper wahrlich ein Stromstoß. Ich merkte den Alkohol sofort, hoppla, hastig keuchte ich zurück in meine Ecke und verbrachte den Rest der Nacht in Selbstgeißelung. Warum? Weil ich dachte, soeben die geistige Gesundheit meines Kindes verspielt zu haben? Nein, das dachte ich natürlich nicht, ich war schwanger, nicht dérangée. Und dennoch blieb ein Rest an Ungewissheit. Wie wollte ich mit Nachdruck sagen, dass dieses Glas meinem Kind überhaupt nicht geschadet hat? Wie wollte ich sicher sein, dass auch die paar Schlucke Rotwein in den Monaten zuvor, das eine Viertel Rosé, das ich einmal auf einer Abendeinladung trank, unbemerkt an meinem Kind … vorbeiverdaut worden waren?

Heute weiß ich, dass die hochgerechnet eine Flasche Wein in neun Monaten meinem Kind, meinem von der ersten Lebensminute an kerngesunden, kräftigen, ausgeglichenen und innerlich wie äußerlich so bewundernswert stabilen Sohn überhaupt nichts hat anhaben können. Hat mich diese Erfahrung zur Französin gemacht? Keineswegs. Das merke ich nun, da ich zum zweiten Mal schwanger bin. Auch jetzt hadere ich mit jedem Schluck, bin sogar noch vorsichtiger mit dem Alkohol, nicht, weil mein erstes Kind dérangé wäre, sondern weil ich nun weiß, wie hilflos, ausgeliefert so ein bébé doch ist. Und dieses Wissen berührt mich tiefer als jede Abhandlung darüber, dass die Alkohol-Dehydrogenase, ein Enzym, das im menschlichen Körper für den Alkoholabbau zuständig ist, bei Ungeborenen nur mit vier Prozent Leistung arbeitet.

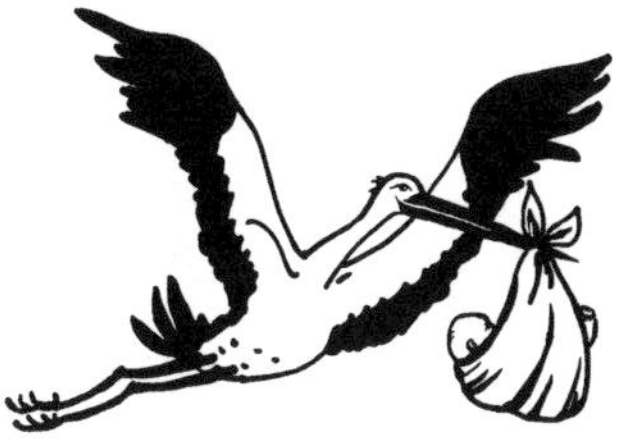

Das große Fressen

Als ich das erste Mal schwanger war (die Schwangerschaft endete mit einer Fehlgeburt), drückte mir meine Ärztin nach der ersten Untersuchung den Mutterpass in die Hand, in den ein Faltblatt eingelegt war, eine Liste von Speisen, die ich fortan zu meiden hätte:

Sushi, Sashimi, Salami, Rohmilch, Feta, Brie, Camembert, Roquefort, Weichkäse aus Rohmilch, Rinde von Käse, Carpaccio, Tartar, Hackepeter, Mett, rohes Bratwurstbrät, rohe Eier, marinierter Hering, Graved Lachs, Hering in verschiedenen Saucen, kaltgeräucherter Fisch (Forellenfilets, Räucherlachs), rohes Obst und rohes Gemüse.

Was soll das denn?, dachte ich konsterniert.

Es kam noch schlimmer. Am nächsten Abend war ich mit dem Exfreund zum Essen aus (eine Frau hat bekanntlich mehrere Exfreunde und einen Exfreund, und der war das). Was für ein Stahlgewitter dieser Mann verfeuerte, als ich Parmaschinken mit Melone zu bestellen wagte. Die Tirade endete in einer grundsätzlichen Frage: Bist du dir wirklich sicher, dass du ein Kind willst?

Ich war nass geschwitzt. Es war dies der Moment, mich an einen wichtigen Satz zu erinnern: Bildung ist notwendig, um in der Welt zu bestehen. Hochmütig bestellte ich den Parmaschinken und nahm mir vor, herauszufinden, warum eine Schwangere nicht alles essen sollte, wonach ihr der Sinn steht.

Toxoplasmose ist eine Infektionskrankheit, die durch einen bakterienähnlichen Mikroorganismus, den Toxoplasma gondii, verursacht wird. Hauptwirt dieses Parasiten ist die Katze. Erkrankte Katzen scheiden Oozyten (Eier) des Erregers mit dem Kot aus. In der Gartenerde finden wir den Toxoplasma gondii daher ebenso wie auf Gemüse und Obst. Zudem verteilt der Wind den infizierten Katzenkot staubfein in alle Richtungen, der Toxoplasma gondii gelangt in die Atemwege der Schlachttiere und nistet sich in deren Muskelgewebe ein.

Der Mensch kann sich auf vielerlei Weise mit Toxoplasmose infizieren. Es kann durch das Reinigen des Katzenklos geschehen, durch Verzehr ungewaschenen Obstes, an dem der Erreger haftet, durch Gartenarbeit oder durch den Genuss von rohem infizierten Fleisch. Toxoplasmose ist keine Infektion, die mit typischen Symptomen einhergeht, in den meisten Fällen verläuft sie vollkommen unbemerkt. Ungefähr 60 Prozent der Erwachsenen haben eine Toxoplasmose-Infektion erlitten, ohne sie bemerkt zu haben. Nachweisen lässt sich dies nur durch Antikörper im Blut. Infiziert sich eine Schwangere mit Toxoplasmose, überträgt sie den Erreger in 0,5 bis ein Prozent der Fälle auf ihr Ungeborenes. Diese konnatale Toxoplasmose, wie sie im Fachjargon heißt, kann schwerwiegende Folgen für das Kind haben, es drohen gar Blindheit oder ein Gehirnschaden. Toxoplasmose-Babys sind nach der Geburt schlaff, wollen nicht trinken, ihre Augen zittern, Milz und Leber sind vergrößert. Die Entwicklung der ersten Jahre verläuft verzögert, es können Seh- und Hörstörungen auftreten, die Leber kann sich entzünden.

Bei meiner dritten Schwangerschaft (auch die zweite endete in einer Fehlgeburt) hatte ich den Arzt gewechselt. Im Rahmen der Blutuntersuchungen stellte er fest, dass ich keine Toxoplasmose-Antikörper besaß, der Erreger bislang also an mir vorübergegangen war. Damit es auch während der Schwangerschaft so bleibe, riet er mir, mich von rohem Fleisch und Katzenkot fernzuhalten.

Hä, das soll alles sein?, dachte ich irritiert.

Wie war es möglich, dass ich in der einen Praxis ein vierseitiges Faltblatt voller Essverbote auferlegt bekam, während in der anderen, Chefarztpraxis einer größeren Klinik, ein lakonischer Aufkleber mit dem Laborbefund genügte: »Toxoplasmose Cave: rohes Fleisch und Kontakt mit Katzenkot meiden!«? Ich durchforstete das Internet, damit sich meine Irritation kläre. Die Sache, so fand ich heraus, verhält sich im Grunde genommen einfach: Toxoplasmose-Erreger werden durch Erhitzung und Tiefgefrieren abgetötet, auch die Reifezeit von gepökelten Fleisch- und Wurstwaren (Parmaschinken etc.) überleben sie nicht. Insofern war mit dem Aufkleber des Laborbefunds zwar maulfaul, aber prinzipiell alles gesagt. Eine ausführlichere Version der Warnung vor rohem Fleisch und Katzenkot fand ich bei der Deutschen Gesellschaft für Ernährung e.V. (DGE). Sie rät Schwangeren, »Fleisch nur gut durchgegart [zu] verzehren, auf rohe Fleischprodukte [zu] verzichten und rohes Obst und Gemüse vor dem Verzehr gründlich [zu] waschen. Im Umgang mit Katzen, Katzenkot und während sowie nach der Gartenarbeit sollte strenge Hygiene vorherrschen.«

Ja, die Sache verhält sich im Grunde genommen einfach. Ich will mir die Liste meiner früheren Ärztin trotzdem noch einmal vornehmen, sie lässt mir einfach keine Ruhe. Warum kein Rohmilchkäse? Warum kein roher Fisch?

Eine Schwangere sollte sich ihres Kindes wegen vor zwei Lebensmittelinfektionen hüten, die eine ist die Toxoplasmose, die andere die Listeriose. Listeriose ist eine durch Bakterien hervorgerufene und auf Menschen übertragbare Infektionskrankheit von Haus- und Wildtieren. Unser Kontakt mit Listerien ist häufig, dass wir daran erkranken, selten. Ein erhöhtes Infektionsrisiko haben abwehrgeschwächte Menschen, also auch Schwangere und Neugeborene. Im Jahr 2002 infizierten sich nach Angaben des Robert-Koch-Instituts 237 Personen, darunter 41 Neugeborene. Listeriose-Babys sind apathisch, trinkfaul und haben häufig einen über den ganzen Körper verteilten Ausschlag. Bei schweren Verläufen kommt es zu Hirnhautentzündung oder Blutvergiftung, dann liegt die Sterblichkeitsrate bei 50 Prozent. Listerien verstecken sich vor allem in Erde und rohen Tierprodukten (Fleisch, Fisch, Eier und Milch). Die Bakterien überleben selbst bei niedrigen Temperaturen von vier Grad Celsius. Auch wenn wir sie also im Kühlschrank aufbewahren, können rohe oder aus Rohprodukten hergestellte Speisen mit Eiern, Fleisch, Fisch und Milch Listerien enthalten. Pasteurisierung, Kochen, Sterilisieren und Braten hingegen machen den Erregern den Garaus. Ein weiteres Spielfeld der Listerien ist mangelnde Hygiene. In unseren eigenen Küchen wissen wir den Putzlappen professionell zu schwingen (oder schwingen zu lassen) und sind daher sicher, doch in einigen lebensmittelverarbeitenden Betrieben gehören Listerien leider zu den Standardhauskeimen. Dann passiert es, dass Lebensmittel nach Erhitzung und dergleichen von ihren Keimen wieder besiedelt werden. Aus diesem Grund rät das Robert-Koch-Institut, jedes Nahrungsmittel gründlich zu waschen, auf den Verzehr von lange (bis gegen Ende des Mindesthaltbarkeitsdatums) kühl gelagertem, vakuumverpacktem Räucherfisch zu verzichten und bei jedem Käse die Rinde vor dem Verzehr zu entfernen. Dann sind wir auf der sicheren Seite.

Ja, wir sind auf der sicheren Seite, meine Irritation aber hatte sich noch nicht gelegt. Wie konnte es sein, dass die eine gynäkologische Praxis massiv Gefahren für ihre schwangere Patientin witterte, während die andere sich mehr als entspannt gab? Wem sollte ich vertrauen? Meiner früheren Ärztin? Oder meinem lieben Chefarzt, der mich offensichtlich hypochondrisch fand, denn sein Blick flackerte verstört, als ich ihn fragte, ob es zutreffe, dass Schwangere keinen Graved Lachs essen dürfen. Ist meine frühere Ärztin – und mit ihr alle Ratgeber, die uns ellenlange Essverbotslisten verordnen – hysterisch? Oder ist mein lieber Chefarzt ein Schlamper, der die Gefahr von Lebensmittelinfektionen schlicht … vergessen hat? Nun, ich will es so formulieren: Mein lieber Chefarzt ist realistisch. Denn bleiben wir doch bitte auf dem Boden! Oder kennen Sie ein Baby, das mit

Toxoplasmose auf die Welt kam? Und glauben Sie wirklich, dass die Tatsache, dass Sie noch nie von einem Toxoplasmose-Baby hörten, allein darauf zurückzuführen ist, dass Schwangere hierzulande einen sehr strikten Speiseplan einhalten? Ich habe mir die Mühe gemacht und nachgerechnet. Schätzungen des Medizinboard zufolge erleiden sieben von 1 000 Schwangeren eine Toxoplasmose-Infektion, das sind 0,7 Prozent aller Schwangeren. Bei jährlich 700 000 Schwangerschaften (2003 kamen 706 728 Babys zur Welt) würden sich also 4 900 Schwangere infizieren. 0,5 bis ein Prozent davon geben den Erreger an ihr Ungeborenes weiter, das wären demnach 24,5 bis 49 Babys, die an Toxoplasmose erkranken. Die Zahl ist, wie gesagt, rein rechnerisch. Im Jahr 2002 wurden nach Angaben des Robert-Koch-Instituts lediglich 18 Fälle von konnataler Toxoplasmose gemeldet, fünf davon wiesen zum Zeitpunkt der Meldung keinerlei Symptomatik auf. Und auch Listeriose ist wahrlich nicht eine grassierende Epidemie zu nennen. Jährlich erkranken hierzulande, so schätzt das Institut, 30 bis 40 Schwangere an Listeriose, das sind 0,004 bis 0,006 Prozent. Die Infektion ist, nebenbei bemerkt, mit Antibiotikum behandelbar.

Wie hielt ich's also auf meinem Teller? Ich wählte das Menu des Chefs: kein rohes Fleisch, ansonsten üppig – zu üppig wohl, wie ich nach der Geburt feststellen musste, denn es dauerte fast ein ganzes Jahr, bis ich meine alte Figur wiederhatte. (Die ich, nebenbei bemerkt, gerade wieder dabei bin zu ruinieren. Aber dies ist ein anderes Thema.)

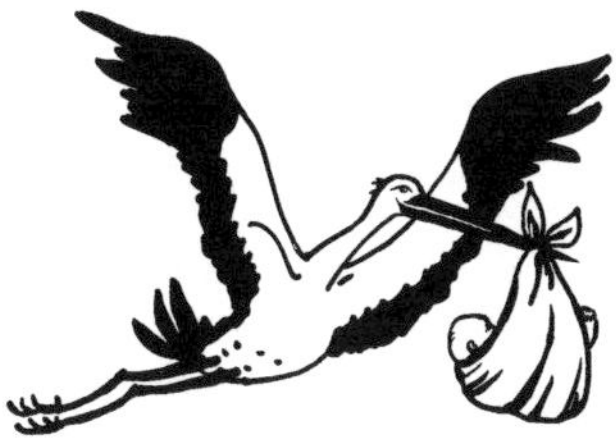

Gewichtszunahme: Nein, du bist wirklich nur um den Bauch herum dicker geworden!

Kurz vor der Entbindung meines Sohnes stellte ich mich auf die Waage: 81,4 Kilo. Es erfasste mich Schwindel, das war ... das konnte ... ein Schock ... unmöglich, um Gottes Willen!

Reg dich nicht uff, wiegelte eine Kollegin in gewohnter Berliner Manier ab, das is' nur der Bauch, der Rest deiner Figur ist wie früher. Ich rechnete nach. 18,4 Kilo müsste mein Bauch demnach an Gewicht zugelegt haben. Selbst mir schien das unrealistisch.

Ein Baby wiegt bei seiner Geburt durchschnittlich 3 300 Gramm. Doch in Bauch und Körper der Hochschwangeren befindet sich nicht nur das Kind: Plazenta 650 Gramm, Fruchtwasser 800 Gramm, Gebärmutter 900 Gramm, Brustwachstum 400 Gramm, mehr Blut 1 250 Gramm, und die Wassereinlagerungen mit 2 000 Gramm kommen noch hinzu.[6] Macht insgesamt etwas mehr als neun Kilo. Aha! »Pro Monat ein Kilo« – welche Schwangere kennt diese Faustregel für die Gewichtszunahme nicht? Nur – wer kennt eine Schwangere, die tatsächlich nur neun Kilo zugenommen hat? Diese Faustregel ist also, wie immer, vollendeter Unsinn.

Unsinn mit Fettpolstern, um genauer zu sein. In meinem Fall waren durch die Schwangerschaft also acht, neun Kilo allein an Fettgewebe hinzugekommen. Ich hatte, sagen wir's deutlich, definitiv zu viel gefressen.

Hatte ich? Ja. Rein ernährungsphysiologisch beginnt der erhöhte Energiebedarf einer Schwangeren ungefähr ab dem vierten Monat. Nach den offiziellen Empfehlungen der Deutschen Gesellschaft für Ernährung benötigt die Frau ab diesem Zeitpunkt täglich etwa 300 Kalorien mehr, dies entspricht dem Nährwert eines Früchtemüslis oder eines Käsebrots plus Apfel. Noch strenger ist der aid infodienst Verbraucherschutz, Ernährung, Landwirtschaft, er sieht einen erhöhten Energiebedarf erst in der zweiten Schwangerschaftshälfte und berechnet ihn gar nur auf 250 Kalorien, das ist noch weniger Früchtemüsli und Käsebrot ohne Apfel. Die nackten Zahlen zeigen es: Auch Großmutters Spruch vom »Für zwei essen« ist Unsinn – bedauerlicherweise, wie ich hinzufügen möchte.

81,4 Kilo – da flüchtete ich mich in die liebste Mär von allen: Durchs Stillen bau ich die Pfunde aber so was von ruckzuck ab, genau, diese acht, neun Kilo, mit denen ich meinen Körper auf mir unerklärliche Weise aufgepolstert hatte, würden schon bald in rauschende Milchseen umgewandelt werden, nach zwei Monaten Stillen würde ich weniger wiegen als je zuvor, wunderbare Welt, wunderbare!

Allein, die Realität ist bar jeder Wunder! Junge Mutterschaft ist eine Zeit, in der alles auf den Kopf gestellt ist: kürzeste Schlafphasen, Tagundnachtgleiche, permanente Bereitschaft fürs Baby, Sorge, alles falsch zu machen, und Angst, sich nie wieder aus dieser hundertprozentigen Abhängigkeit vom Kind lösen zu können. Dies allein schon kostet unermesslich viel Energie. Dazu kommen dann noch die 300 bis 400 Kalorien täglich, die das Stillen erfordert. Es gelingt vielleicht den zehn disziplinierstesten Jungmüttern Deutschlands, diesen erhöhten Energiebedarf ausschließlich über körpereigene Reserven zu decken, wir, die über 700 000 anderen, haben unseren Kopf so randvoll, dass wir nicht einmal auf den Gedanken kommen, uns zu kasteien. Die ersten Wochen als Mutter habe ich allein nächtens locker eine halbe Tafel Schokolade gegessen, andernfalls hätte ich mich zu wacklig und innerlich ausgezehrt gefühlt, um meinen Sohn zu versorgen (und ich stillte noch nicht einmal). Nein, junge Mutterschaft ist keine Diät ohne Hungergefühl. Und auch hier will ich hinzufügen: leider.

Tatsächlich erhöhter Energiebedarf ist das eine, herrliche Essenslust das andere. Eine Schwangerschaft ist der denkbar schlechteste Zeitpunkt, eine Diät zu machen. Wie viel Gewichtszunahme ist, gesundheitlich gesehen, in einem vertretbaren Rahmen? Die Mediziner beantworten uns die Frage mit einer Tabelle, die sich am BMI, dem Body Mass Index orientiert.[7] Nach Maßgabe der Medizin darf eine Frau mit einem BMI kleiner als 19,8 in der Schwangerschaft zwischen 12,5 und 18 Kilo zunehmen. Eine 1,70 Meter große Frau mit einem BMI von 19,8 wiegt 57 Kilo. Es sind also eher die sehr schlanken Persönchen, die sich bis zu 18 Kilo anfuttern dürfen. Mit einem BMI zwischen 19,8 und 26 (dieselbe Dame bis zu einem Ausgangsgewicht von 75 Kilo) dürfen es immerhin noch 11,5 bis 16 Kilo sein. Nur die unter uns, die einen BMI über 26 haben, sollten aufpassen: Ihr Limit liegt zwischen sieben und 11,5 Kilo.

Ah ja, man hört so viel während einer Schwangerschaft, ständig kriegste Tipps und schlaue Sprüche. Der, den ich am unliebsten hörte, war der einzige, der sich am Ende bewahrheitete: Es dauert neun Monate, ein Baby auszutragen, und noch einmal neun Monate dauert es, bis der Körper sich restlos davon erholt hat. So ist das.

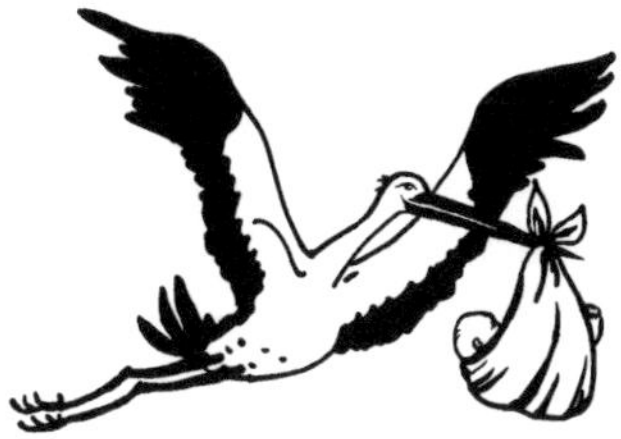

Die drei Fragezeichen: Sex, Sport, Urlaubsreise

Wir sind erwachsene Frauen.

Wir tragen einen Kopf auf den Schultern.

Meinen wir im Ernst, dass Sex dem Baby schade? Dass ihm dabei irgendwie … auf den Kopp gehauen werde? Es … rausgerüttelt werde?

Wir sind schwanger.

Wir legen echt enorm an Gewicht zu.

Denken wir, wie herrlich, jetzt ist aber mal der optimale Zeitpunkt, endlich mit dem Reckturnen anzufangen? Einen Marathon zu laufen? Extreme downhilling zu lernen?

Juheh, bald kommt das Kind!

Also besser noch mal richtig schön in den Urlaub. Buchen wir »Die beliebtesten afrikanischen Krisenregionen in zehn Tagen. Geführte Rundreise für Hochschwangere«? Oder »Ein unvergessliches Erlebnis im 7. Monat: Holen Sie sich Ihre ganz persönliche Malaria!«? »Das erste Trimenon überstehen: Nur du und der Berg, barfuß auf die Zehntausender«?

Natürlich nicht.

Natürlich nicht? Könnte man meinen.

Indes – bisweilen drängt sich mir der Eindruck auf, dass manche Frauen das, was schwanger *möglich* ist, mit dem verwechseln, was *unbedenklich* ist. Ich erinnere mich noch gut, als mein Arzt mir, ich war damals im fünften Monat schwanger und fühlte mich pudelwohl, dringend davon abriet, Ausdauersportarten zu betreiben. Abgesehen davon, dass mir, schwanger oder nicht, nichts ferner liegt, als Ausdauersportarten zu betreiben, war ich bass erstaunt, dass er mich mahnte. Sie glauben gar nicht, erklärte er mir, was hier alles landet. Marathon im fünften Monat, dritter Platz, danach Fehlgeburt, zehntägige Asienrundreise im sechsten, damit das schöne Asien auch noch erledigt sei, bevor das Kind kommt, das sich dann nicht altersgemäß entwickelt, eine Woche Radtour an der Loire, vorzeitige Wehen, na ja, ein paar meiner Patientinnen halten Schwangerschaft für einen Anlass, nun erst recht einen draufzumachen, wissen Sie, und ich soll's dann richten, das verstört mich schon.

Mich auch. Eine ehemalige Kollegin meines Mannes erzählte, wie sie im achten Monat noch behände durch die Baden-Badener Parkanlagen rollerskatete. Natürlich ist das cool und verschafft dir ein echt zeitgemäßes Image: Die Frau von heute lässt sich von so einem bisschen Bauch nicht von ihrem Workout abbringen, Hilfe, ja keine Muttchenfigur! Nur: ein blöder Sturz – und der hat sich schnell, wenn dir einer dieser reichen Baden-Badener Greise vor die Rollerbladers gerät –, und das war's mit dem Kind.

Mein Arzt war immer übervorsichtig, keine Flugreisen im ersten Schwangerschaftsdrittel, im letzten nicht so wild mit Ihrem Mann, Frau Wenzel, und bittschön ausruhen, wenn Ihnen danach zumute ist. Daran habe ich mich gehalten. Wir Frauen von heute müssen in der Regel nicht hochschwanger aufs Feld, um Kartoffeln zu ernten, wir haben keine zehn Kinder zu versorgen, während das elfte in uns heranwächst, und unsere Wäsche kocht die Maschine, die, im günstigen Fall, der Mann befüllt. Ich nenne das einen Fortschritt und den sollten wir, ich höre mich an wie eine Großmutter, sei's drum, nicht mit körperlichen Höchstanstrengungen wieder verwirken. Denn eins gilt heute noch wie damals: Wird's ihm zu viel, steigt das Baby aus.

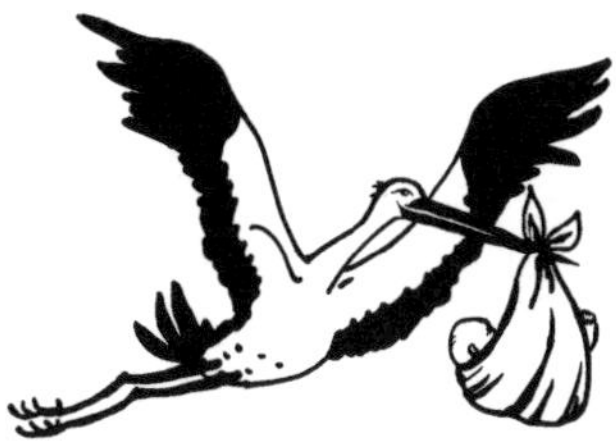

Nicht verheiratet? Das arme Kind!

Ich habe nicht gezählt, welche Aufforderung ich während meiner ersten Schwangerschaft häufiger hörte: »Jetzt heiratet ihr aber!« Oder war es »Jetzt müsst ihr euch ein größeres Auto kaufen!«? Sehr gut in Erinnerung sind mir jedenfalls die nachgerade verzweifelten Bemühungen meiner Patentante, mich rechtzeitig unter die Haube zu bringen. Einen letzten Vorstoß unternahm sie eine Woche vor der Geburt: »Kind, wenn du heiratest, bekommst du 2000 Euro von mir.« Ja, da soll einer sagen, wir lebten in einem romantischen Zeitalter!

Man kann von der Ehe halten, was man will: Zum Kinderkriegen brauchen wir sie spätestens seit Juli 1998 nicht mehr. Seitdem gilt das neue Kindschaftsrecht, das die Rechte unehelicher Kinder denjenigen ehelicher angepasst hat. Die wilde Ehe wird immer bürgerlicher, und die einzigen, die sich darüber richtig grämen, werden wohl die Kirche und meine Patentante sein. Unverheiratete Väter jedenfalls freut es: Endlich gelten sie was vor dem Gesetz. Es hat die deutsche Familienpolitik also einen wahrhaft revolutionären Schritt gewagt: Raus aus den fünfziger Jahren und direkt rein in das 21. Jahrhundert, stürmisch, das! Das neue Kindschaftsrecht befreit unverheiratete Väter endlich vom Verdacht des Drückebergers. Es wird ihnen auch gesetzlich dasjenige zugestanden, was sie, wenn's gute Männer sind, ohnehin bereits machen: Verantwortung schieben.

Natürlich wanke ich bisweilen und rechne nach, wie viele Prada-Schuhe ich für 2 000 Euro erwerben könnte. Dass ich nicht kippe, liegt an meiner romantikberauschten Vorstellung einer Eheschließung: Verknallt wie besoffen, durchbrennen, eine Orchidee ins Haar knüpfen, ein improvisiertes weißes Kleid und irgendein Südseepfarrer hält die Zeremonie, bevor mein Mann mir den glamourösesten Tiffany-Ring der Welt an den Finger steckt, danach Kaskaden von Taittinger und eine Woche Plaza in New York. In meiner Biografie wär sogar Platz gewesen für diesen Kitsch! Die ersten Monate faselten mein Freund und ich ständig vom Durchbrennen, so hingerissen waren wir voneinander. Doch es ist, wie es ist: Fürs große wilde Leben fehlt den meisten der große wilde Geist.

Doch heiraten, weil ein Kind unterwegs ist? Um das gemeinsame Sorgerecht zu erlangen, müssen beide Elternteile nur eine Sorgeerklärung abgeben. Dies ist im Paragraph 1 626a BGB näher beschrieben:

(1) Sind die Eltern bei der Geburt des Kindes nicht miteinander verheiratet, so steht ihnen die elterliche Sorge dann gemeinsam zu, wenn sie

1. erklären, dass sie die Sorge gemeinsam übernehmen wollen (Sorgeerklärungen) oder

2. einander heiraten.

Eine Sorgeerklärung kommt, was Rechte und Pflichten am Kind anbelangt, demnach einer Eheschließung gleich. Nur dass es keinerlei weißer Dinger braucht, keiner Schleierchen und Sträußchen, es muss kein fruchtbringender Reis geworfen werden (Nachwuchs ist ja bereits vorhanden), und auf die rotwangigen Kameraden vom Verein, die Spalier stehen, können wir auch verzichten. Das Abgeben einer Sorgeerklärung ist sozusagen die denkbar schmuckloseste Variante einer Eheschließung. Mein mir nicht rechtmäßig angetrauter Mann und ich warfen uns was über, gingen zum Jugendamt, zückten die Personalausweise, die Geburtsurkunde des Babys sowie die Anerkennung der Vaterschaft, unterschrieben was, das war's. Eine Sorgeerklärung ist bindend, sie gilt auch nach der Trennung der Eltern, nur ein Familiengericht kann sie aufheben. Im Falle des Todes der Mutter bleibt das Kind bei gemeinsamer Sorge beim Vater (und umgekehrt). Vor allem dieses Horrorszenario – »das Kind kommt ins Heim, wenn du stirbst« – war immer einer der Gründe, warum Paare sich vor der Entbindung noch hastig das Jawort gaben, die armen hochschwangeren Frauen sich gar fürchterliche Brautkleider antaten. Dies ist heute hinfällig. Wer auf Nummer sicher gehen möchte und auch den statistisch unwahrscheinlichen Fall einkalkuliert, dass die Mutter bei der Geburt stirbt, gibt die gemeinsame Sorgeerklärung vor Geburt des Kindes ab.

Natürlich ist der Geist des neuen Kindschaftsrechts noch nicht in allen Amtsstuben angekommen. Ich konnte während der prosaischen kleinen Zeremonie zwischen den offiziellen Zeilen förmlich hören, was die Beamtin über meinen Mann dachte: Aha, wieder so ein Kerl, der sich vor der Ehe drückt, keine Verantwortung übernehmen, aber die Frau sieht mir hartgesotten aus, die hat ihn am Wickel, gut so, Sister! Klärte sie uns deshalb gleich noch über die neuen Unterhaltsregelungen auf? Die kommen zum Tragen, wenn die Taittinger-Kaskaden zu bittrem Essig geronnen sind und das einst liebend Elternpaar sich trennt. Das neue Kindschaftsgesetz hat den Unterhalt unehelicher demjenigen ehelicher Kinder angeglichen. Für beide gilt nun die so genannte Düsseldorfer Tabelle, die Unterhaltszahlungen nach Maßgabe von Alter des Kindes und Einkommen des Unterhaltspflichtigen regelt. Ob gemeinsam sorgeerklärt oder nicht: Steht die Vaterschaft amtlich fest, ist ein Vater zur Unterhaltszahlung gesetzlich verpflichtet.

Ja, das liebe teure Geld … Eine verheiratete Mutter hat in der Tat einen unbestrittenen Vorteil gegenüber der unverheirateten: Ihr finanzielles Ruhekissen hält im Fall des zerbrochenen Glücks länger vor. So schmerzlich es für uns emanzipierte Frauen ist, dies einzugestehen – auch heute noch ist es meistens die Frau, die zugunsten der Kinder mit der eigenen beruflichen

Karriere zurücksteckt. Teilzeit ist für die meisten von uns Müttern in den Kleinkindjahren das höchste der Gefühle. Entsprechend geringer ist unser Einkommen. Sind wir verheiratet, brauchen wir uns um unseren Unterhalt im Fall einer Trennung keine Sorgen zu machen. Der Exmann zahlt in der Regel ein Sümmchen, das uns den Lebensstand ermöglicht, den wir während der Ehe hatten. Die Ehe ist also gewissermaßen die beste finanzielle Absicherung nach der Scheidung. Nach der derzeitigen Rechtsprechung muss die geschiedene Frau frühestens dann wieder erwerbstätig werden, wenn das Kind etwa acht Jahre alt ist. Die unverheiratete Frau hat da viel weniger Zeit: Sie erhält nach dem Betreuungsgesetz bis höchstens drei Jahre nach Geburt des Kindes einen so genannten Betreuungsunterhalt, danach muss sie wieder arbeiten gehen, wenn dies nicht »grob unbillig« ist.

Sei's, wie es sei: Das Kind bekommt Unterhalt in jedem Fall. Der Rest ist Privatleben zwischen Mann und Frau, und dass dies, ob verheiratet oder nicht, bisweilen eine teure Sache ist, wissen wir alle.

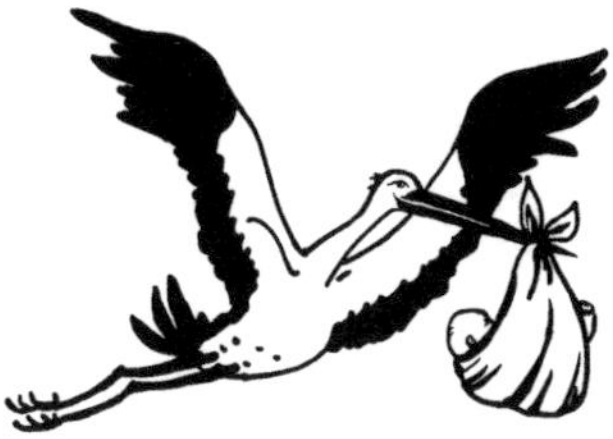

Ein paar kostbare Minuten

Dies ist ein bitteres Kapitel. Denn zahlreich sind die Geißeln, die der schwangere Körper für uns bereithält. Und gering die Mittel, die dagegen helfen.

Während meiner ersten Schwangerschaft litt ich unter nächtlichen Wadenkrämpfen. Ihnen lässt sich einigermaßen wirksam mit Magnesiumtabletten vorbeugen. Im akuten Fall half mir die bewährte Streckübung: Zähne zusammenbeißen, mit der ganzen Sohle und durchgestrecktem Bein gegen die Wand oder den Fußteil des Bettes stemmen, ein herzhaftes F… brüllen, damit der Partner aufwacht und auch was von den Schwangerschaftsfreuden hat. Überhaupt meine Beene … es war mir, als ob das Blut darin koche. Ein kaltes Fußbad mit Pfefferminzöl linderte die innere Hitze, auch kamen mir die Fesseln danach schlanker vor. Zudem hatte ich stets eine Flasche »Lait Jambes Lourdes« von Clarins im Kühlschrank. Die Lotion half zwar nicht gegen die Schwellung, aber sie erfrischte meine Beine für ein paar kostbare Minuten.

Im letzten Schwangerschaftsdrittel begann meine Haut plötzlich ganz fürchterlich zu jucken, ein Phänomen, über das man selten was liest, zu Unrecht, denn viele Frauen macht ihre juckende Haut noch ganz rasend. Sehr gut dagegen hilft, wenn die betroffenen Stellen nach dem Duschen mit einem in Essig getränkten Waschlappen abgerieben werden. Auch Cremes, die Harnsäure enthalten, wirken lindernd. Trocknet die Haut aus und juckt deswegen, hilft Lavendel-Öl von Weleda, stelle ich derzeit fest. Was ich ebenso feststelle: Darmträgheit während der Schwangerschaft ist hormonell bedingt, da kann man sich noch so gesund und ausgewogen ernähren, es hilft nichts. Die legendäre eingeweichte Trockenpflaume am Morgen, auf die so viele schwören, hat mir persönlich genau einmal geholfen, gegessen hab ich sie dutzendfach. Ob dies die kostbaren Minuten wert war? Meine Schulfreundin Ulrike jedenfalls griff lieber zum Milchzucker und berichtete von segensreichen Wirkungen. Ich kann nur sagen: Bei ganz hartnäckigen Fällen bringt ein so genanntes Miniklist aus der Apotheke Linderung. Ein Klistier im Kleinformat, das den Darm einmal gründlich durchspült.

Während der ersten acht Wochen meiner zweiten Schwangerschaft war es mir ununterbrochen schlecht, ununterbrochen. Nun isses vorbei, nur manchmal überkommt mich die Übelkeit wie eine Art Flash, ein, zwei Viertelstunden, dann geht sie wieder. Da 70 bis 80 Prozent aller Schwangeren unter diesem Klassiker der Beschwerden leiden, gibt es viel Literatur darüber, was hilft. Verzweifelt habe ich jeden Tipp, von dem ich hörte und las, erprobt. Der mit Abstand größte Aberwitz an Tipp war das Riechfläschchen. Es enthält ein ätherisches Öl mit frischem Duft, vielleicht Bergamotte, Mandarine, Zitrone, Pampelmuse oder Pfefferminz, auch Neroli soll in diesem Zusammenhang als lindernd gelten, und immer, wenn der Schwangeren schlecht wird, schnuppert sie daran – mir wurde noch schlechter davon. Dann hörte ich, dass der Schwangeren ein Armband gegen Seekrankheit nützliche Dienste erweise. Dieses Band wirkt auf einen bestimmten Akupressurpunkt, ist in Apotheken erhältlich und fällt unter die Kategorie Unsinn, vollendeter Unsinn. Ingwer, in Form von Tee oder in die Speise geraspelt, soll besänftigend auf den Magen wirken. Eine Wirkung, die viele auch den Vitaminen B12 und B6 nachsagen. Ja, da will ich das Zetern kurz unterbrechen und von einer kleinen positiven Wirkung berichten. In der Tat hatte ich den Eindruck, dass die Kombination Ingwertee und ein Teelöffel »Kräuterblut« der

Übelkeit kurzzeitig ihre höchste Spitze nahm und sie in ein amorphes Unwohlsein verwandelte. Eine ähnliche Wirkung spürte ich nach Einnahme von Nux vomica, einem homöopathischen Arzneimittel, das ohne Rezept erhältlich ist. Wie gesagt: Schlecht war mir nach wie vor. Aber diese Lähmung, dieser Übelkeitstaumel ließ für kostbare Minuten nach. Das war was wert. Als grober Unfug hingegen stellte sich heraus, was in fast jedem Schwangerschaftsratgeber als ultimative Hilfe feilgeboten wird: Essverhalten ändern. Wenn möglich, noch vor dem Aufstehen etwas essen. Mir war schlecht, wenn ich was aß, und mir war schlecht, wenn ich nichts aß. Mir war schlecht, wenn ich meinen Gelüsten nachgab, und mir war schlecht, wenn nicht. Zum Ausflippen, das. Was mir wirklich half, war Bewegungslosigkeit. Hinlegen, Augen zu, Ruhe. Ähnliche Erfahrungen machte Gundula. Sie erzählte mir, dass Körperstarre am Schreibtisch ihr tagsüber übers Gröbste hinweghalf. Bewegte sie sich, zum Beispiel nach Arbeitsschluss, musste sie sich übergeben. Medikamentös lässt sich gegen die Übelkeit nicht viel ausrichten. Nach Contergan (das Mittel wurde seinerzeit gegen Schwangerschaftsübelkeit verordnet) hat die Pharmazie die Forschungen quasi eingestellt. Harmlose Antibrechmittel wie Vomex, das mir mein Arzt verschrieb, bringen zwar ein paar kostbare Stunden Erleichterung, allerdings machen sie so bleischwer müde, dass man diese Stunden schlicht verpennt.

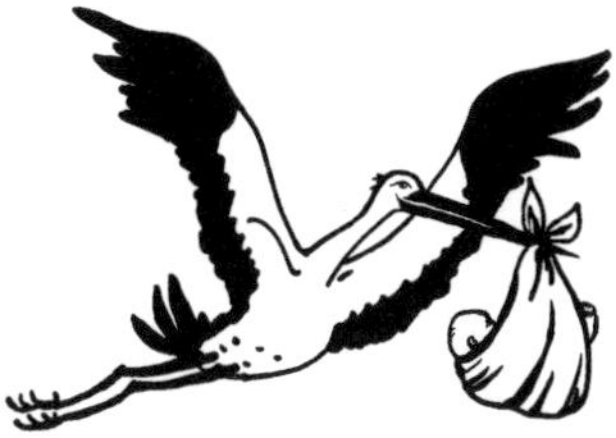

Mozart für Föten oder »Unterschätze nie die Macht der pränatalen Prägung!«

Seit drei Wochen braucht mein Sohn immer ein bisschen Zeit, bis er sich in seiner Spielgruppe akklimatisiert hat. Vorher rannte er rein, das war's, derzeit hingegen hält er noch gut eine Viertelstunde meine Hand, bis er den Mut gefunden hat, zu den anderen zu gehen. Nichts, was mich beunruhigt.

Da ich derzeit schwanger bin, werden gute Ratschläge und wohlmeinende Kommentare wieder wie ein Füllhorn über mich ausgeschüttet, ich kenn das noch vom ersten Mal. Dennoch gibt es auch heuer Momente, da bin ich sprachlos. Eine dreifache Mutter erklärte mir heute in der Spielgruppe das Verhalten meines Sohnes: Er bemerke meinen Schwangerschaftsbauch, sei irritiert, ängstlich, spüre die Veränderung und ahne, dass sie auch ihn betrifft. Sein krampfhaftes Festhalten an mir (bittschön, er hält meine Hand!) seien erste Zeichen von Verlustangst, die kindliche Eigenliebe habe Schaden erlitten. Ganz normal sei das. Ob ich denn das ungeborene Kind darauf vorbereite, dass ein eifersüchtiger Bruder auf es warte?

»?«

»Unterschätze nie die Macht der pränatalen Prägung!«

Bislang hielt ich pränatale Prägung lediglich für ein Lieblingsthema von angehenden Sozialpädagogen, allenfalls noch für ein besonders infames Instrument, eine Mutter bereits vor der Geburt gehörig unter Druck zu setzen. Zu meinem Erstaunen jedoch stellte ich fest, dass sich auch die seriöse Wissenschaft gleich in mehreren Disziplinen mit pränataler Prägung beschäftigt. Sie untersucht genetische und entwicklungsbiologische Phänomene sowie Fragen der intrauterinen Persönlichkeitsentwicklung. Seit über 30 Jahren gibt es gar eine internationale Forschungsgruppe hierfür, die Studiengesellschaft für Pränatale Psychologie (SPP). Ihre Mitglieder erforschen das Erleben und Verhalten in der Embryonal- bzw. Fetalzeit, dessen Bedingungen sowie Auswirkungen auf das nachgeburtliche Leben. Aha. Ist also doch was dran an dem Ratschlag, den die Kursmutter mir gab? Nein. Die Forschungsergebnisse der SPP haben nicht die geringste Ähnlichkeit mit dem, was in unseren Köpfen so krude über pränatale Prägung herumgeistert. Unsere Küchenpsychologie der Ereignisse im Mutterleib hat ihren Ursprung nicht in seriösen wissenschaftlichen Quellen, sondern in solchen, die höchst fragwürdig sind. Also weg damit, weg mit diesen von Kursmuttis kolportierten Schauermärchen und weg auch mit diesem in CD-Hüllen verpackten Unsinn namens Baby-Mozart oder Baby-Einstein. Gehört alles dorthin, wo es herkommt: auf den Misthaufen.

Neulich traf ich eine Bekannte, die während der Schwangerschaft ein strenges Ritual einhielt: Jeden Abend um 19 Uhr setzte sie sich ins künftige Kinderzimmer und legte die Baby-Gut-Einschlaf-CD ein. Der Zweck der Übung ist leicht zu durchschauen. Durch pränatale Gewöhnung an seine Gute-Nacht-Musik sollte das Baby später mühelos einschlafen. Mittlerweile ist ihre Tochter fast ein Jahr alt, und ich erkundigte mich nach dem Erfolg des Experiments:

Scheiße, du, das hat gar nichts genützt.

Dass dieser kleine Versuch scheiterte, lag nicht am Kind. Auch wenn die Klassik-für-Ungeborene-CDs, die wir in den Regalen der Drogeriemärkte finden, etwas anderes implizieren, der spätere Nutzen einer pränatalen Beschallung mit Musik ist reine Mär. Die Idee für derlei CDs hat ihren Ursprung an der Eastman Musikschule in Rochester, New York. Donald Shetler begann dort in den 1980er Jahren erstmals methodisch mit der Bespielung des mütterlichen Bauches, indem er schwangeren Kursteilnehmerinnen Kopfhörer aufsetzte (er nahm an, die klassische Musik flösse so direkt in die Gebärmutter). Shetler meinte herausgefunden zu haben, dass die pränatal beschallten Babys schon sehr früh musikalische Fähigkeiten besaßen. Abgesehen davon, dass dieser Versuch sämtliche Einflüsse, denen das Baby nach seiner Geburt ausgesetzt ist, leugnen muss, um zu überzeugen, krankt er auch an einer schlichten akustischen Tatsache: Im Mutterleib klingen Töne durch das Fruchtwasser nicht nur extrem gedämpft, sondern auch extrem verzerrt. Und so macht es wahrscheinlich gar keinen Unterschied, ob wir AC/DC, La le lu oder Mendelssohn Bartholdy einlegen: Der Tonbrei, der beim Ungeborenen ankommt, ist einerlei.

Im Internet, diesem Sammelbecken der Kuriositäten, begegnete mir unter dem Stichwort »Pränatale Prägung« immer wieder das so genannte BabyPlus. Dieses über 100 Euro teure Gerät vertraut nicht auf die Stimme der Mutter, nicht auf Partituren der Wiener Klassik oder esoterisches Vogelgezwitscher, sondern auf rhythmische Taktfrequenzen. Kurz war ich verwirrt: Kann man seinem Ungeborenen mit diesem Gerät … Nachrichten schicken? Im Morsealphabet? Wie schön das doch wär': Ich schnall mir das Ding um und teile dem Fetus die wesentlichen Dinge für die ersten vier Monate mit, darunter die festen Essens- und Schlafenszeiten in diesem unserem Haushalt.

Das Gerät geht zurück auf Forschungen des US-amerikanischen Psychologen Brent Logan, der seinen auch hierzulande zahlreichen Anhängern als eine Art Pränatal-Guru gilt. Ziel der pränatalen Förderung à la Logan ist es, die Zahl der die Geburt überlebenden Gehirnzellen und ihrer Anschlüsse zu erhöhen. Logans Theorie basiert auf der – längst nicht von allen Wissenschaftlern geteilten – Vermutung, dass 75 bis 90 Prozent aller fetalen Gehirnzellen unter der Geburt absterben. Logan nun meint den Schlüssel gefunden zu haben, wie die Anzahl der fetalen Gehirnzellen, die die Geburt überleben, erhöht werden kann. Stärker sollen sie sein, diese Gehirnzellen, widerstandsfähiger. Und diese Stärkung soll erreicht werden durch neurogenetische Stimulation in Form der täglichen Beschallung des Babybauches mit rhythmischen Taktfrequenzen, die dem Herzschlag einer Mutter ähneln. Erzeugt werden die Töne von BabyPlus. Ob's was bringt? Es gibt Untersuchungen, wonach derart geförderte Ungeborene später in einigen Bereichen im Vorteil sind. Dass ich dennoch skeptisch bin, liegt nicht allein an der Tatsache, dass diese positiven Untersuchungen alle aus dem Lager um Logan stammen (nachzulesen unter www.babyplus.de). Nein, ich bin der untrendigen Auffassung, dass das Leben nach der Geburt Einfluss hat darauf, wie ein Kind sich entwickelt. Und auch Eltern, die BabyPlus vertrauen, werden ihre Erziehungsarbeit mit der Geburt sicher nicht einstellen, im Gegenteil. Zu trennen, welcher Anreiz – prä- oder postnatal – beim Kind zu welcher Fähigkeit führte, halte ich für schlicht unmöglich.

Bevor ich mir ein klackerndes Gerät umschnalle, will ich lieber noch einmal in aller Stille nachlesen, was die Mitglieder der Internationalen Studiengesellschaft für Pränatale Psychologie herausgefunden haben. Im Kern wissen sie nach dreißig Jahren Forschung eins: Das Ungeborene partizipiert am Adrenalinausstoß der Mutter. Das Kind spürt Angst, Ärger, Stress im Moment, in dem die Mutter dies fühlt. (Wurde und wird mein schwangerer Bauch vielleicht aus diesem Grund für ein paar Sekunden hart, wenn ich verzweifelt bin oder mich aufrege?)

Wir leben im 21. Jahrhundert und können Stress, Ärger und Angst wohl kaum vermeiden. Aber versuchen, diese Unbillen zu reduzieren, das können wir. Zum Beispiel, indem wir dem pränatalen Prägungswahn gründlich den Kopp waschen! Denn dieser Wahn macht letzten Endes nur eins: den Bock zum Gärtner. Worauf gründen Versuche, pränatal zu prägen, anders als auf Angst? Angst, das Kind nicht optimal auf die Welt vorzubereiten, etwas zu versäumen, das später nicht mehr nachzuholen sei. Angst, keine gute Mutter zu sein, Angst, ein PISA-Kind zu gebären. Und diese Angst macht aus dem Mutterleib ein Klassenzimmer, in dem die Eislaufmutti hartnäckig gegen das Rauschen des Fruchtwassers anschreit. Oh je, welche Mengen mütterlichen Adrenalins dem Ungeborenen da serviert werden, ich will's mir gar nicht vorstellen. Es wird das Kind mit dem Bade ausgeschüttet – und dabei wollte man doch nur sein Bestes.

Bemühen wir einen Moment unseren klaren Menschenverstand, liebe Frauen! Wenn Erziehung so einfach wäre: Neun Monate sich am Riemen reißen, sozialkompetent, zärtlich, verantwortungsvoll, klug, belesen, kritisch, stilvoll, künstlerisch und humorvoll sein, Über-Frau mit Über-Mann, ach, ein Über-Paar, und dann das pränatal optimal geprägte Baby in die Welt entlassen, wo es seine Kunst, Sportlichkeit, Mathematik, Sprache, sein ganzes Gutmenschentum nur noch entfalten, nicht erst mühsam erlernen muss.

Vollendeter Unsinn, das.

Die optimale Wegzehrung des Kindes ist eine Mutter, die gelassen bleibt bei dem Gedanken, was alles auf sie zukommt – und nicht jetzt schon die Kittelschürze umwirft und sich mit hektischen Wangen irgendwelche Rhythmusgeräte anschnallt oder auf den Babybauch einredet, als ob das Kind da drinnen sie verstünde! Eine elegante Pediküre, mondäne Schuhe, im Hintergrund Billie Holiday oder Nils Landgren, ein Film, der uns noch Tage gefangen nimmt, eine flackernde Kerze am Fenster, saftige Schokokuchen mit Eis und Sahne, dazu ein Mann, der die Blumen gleich dutzendweise herbeischafft – dies sind doch allemal die besten pränatalen Eindrücke fürs Kind.

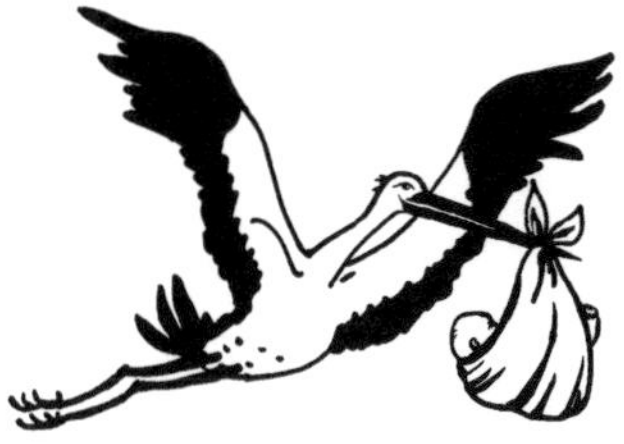

Wow! Umstandsmode ist heute wesentlich schicker als früher

Ich war im sechsten Monat schwanger, als ich die Schwiegertochter meiner Nachbarin traf. Diese Frau, kultureller Hintergrund Billigfernsehen, zieht sich fürchterlich an, fürchterlich! Doch Schwangerschaft vereint uns Frauen ja ach so glücklich miteinand', also gab sie mir den ultimativen Tipp: »Tragen Sie Ihre Jogginghosen falsch herum. Um den Po herum ist immer mehr Stoff, da passt der Bauch rein.«

Da passt der Bauch rein ... Treffender kann man die einzige Tugend, die das Gros der Umstandsmode hierzulande besitzt, kaum beschreiben. Raffinierte Schnittführung? Fehlanzeige. Die deutsche Mutti wird schon vor ihrer Niederkunft auch modisch von der Erwachsenenwelt ausgeschlossen. Nie werde ich vergessen, wie ich eine Tunika-Leggings-Kombi mit Häschenapplikationen anprobierte, an deren Säume sich Rüschen kringelten. Kostenpunkt: 119 Euro. Warum tut man uns das an? Warum dürfen wir nicht schwanger sein und trotzdem wie erwachsene Frauen aussehen? Dabei zeigt mir ein Blick in die Vereinigten Staaten, dass es anders geht. Dort gibt es eine große Anzahl Labels, die schicke Umstandsmode produzieren. Sogar die amerikanische »Vogue« – weltweit die Stilbibel schlechthin – widmet sich in ihrer jährlichen Aprilausgabe auch den besonderen Umständen. »Get clingy!«[8], lautet ihre Botschaft an die Schwangere. In meiner Verzweiflung hielt ich es also mit der amerikanischen »Vogue« und formulierte zwei Faustregeln für meine Schwangerschaft mit Stil: Schlicht und körperbetont bleiben!

Körperbetont? Dann sollten wir Umstandshosen und -röcke, die mit dem Prinzip verstellbarer Tunnelzug arbeiten, meiden. Das Anpassen des Bundes an das Wachstum des Bauches hört sich zwar clever an, schick ist es, wie ich feststellte, nicht. Im vierten, fünften Monat, als ich die erste Umstandsmode kaufte, saßen diese Hosen und Röcke noch nicht wirklich gut, sie ließen eben Platz für das, was noch kommen sollte. Und was da kam! Ich gehörte zu den Frauen, deren Bauch wahrlich gigantische Ausmaße annahm – ab dem siebten Monat konnte ich die Tunnelzugsachen einmotten, ich passte schlicht nicht mehr hinein. Frauen, denen die Schwangerschaft eher auf Hüften und Po ging, waren, wie ich feststellte, auch nicht besser dran: die Tunnelzugsachen trugen an den neuralgischen Stellen unschön auf, während der eingeplante Stoff um den Bauch herum Falten warf. Nö, so geht das nicht!

Ich fand eine schickere Lösung: Hosen und Röcke aus mitwachsendem Material. Sehr empfehlen kann ich zum Beispiel die Sachen der Firma Christoff. Aus einem Gemisch aus Viscose, Polyester und Lycra geschneidert, dehnen sich die Hosen und Röcke mit den Umfängen des Körpers aus, ohne einzuengen oder auszuleiern. Im vierten Monat sitzen die Teile genauso angegossen wie hochschwanger und in den ersten Wochen nach der Entbindung. Ich kaufte mir im fünften Monat einen schwarzen Bleistiftrock, der mich bis in den Kreißsaal (Bauchumfang 1,17 m) und wieder hinaus begleitete. Dass die Christoff-Mode ohne Rüschenschnickschnack daherkommt, in erwachsenen Farben und schnörkellosen Schnitten, erhöht ihren Stilfaktor einmal mehr. Was mich aber am meisten beeindruckt hat, das gebe ich ehrlich zu: In Christoff-Sachen sieht man, schwanger oder nicht, gut sieben Kilo leichter aus. Wow!

Körperbetont? Freilich! Schwanger heißt nicht, zehn Kollektionsgrößen zuzulegen. Der Körper verändert sich ja nicht komplett. Auch wenn meine Waage dies nicht zwingend vermuten ließ, ich behielt im Prinzip meine angestammte Kleidergröße bei, die ganze Zeit. Um den Bauch herum hatte ich bestimmt längst Größe 50, uff, Schultern, Arme, Beine und Rücken jedoch waren immer noch eine solide 38. Dies im Hinterkopf, ging ich einkaufen. Und stellte fest, dass es zwei Arten von Umstandsmodenherstellern gibt: Die, die freundlich zu der Schwangeren sind und sie als 38er mit großem Bauch betrachten. Und die, die ihr Handwerk nicht verstehen. Sie wollten mich komplett in 50 hüllen, ist doch viel bequemer, Mutti. Nein, wir sind schwanger, nicht übergewichtig! Abraten möchte ich auch von jenem ultimativen Geheimtipp, die Hemden und T-Shirts des geliebten Mannes anzuziehen. Ich habe diesen Fehler einmal begangen – »schwangere Kugelstoßerin« bezeichnet das Resultat wohl am treffendsten. Männersachen sind, wenn überhaupt, was für zu Hause. Auswärts trug ich T-Shirts und Pullover, die sich dem Körper ähnlich anpassten wie meine Hosen und Röcke. Derlei einfarbige Exemplare fand ich preiswert bei H&M.

Unterliegt Umstandsmode Moden? Sagen wir so: Es gibt Moden, die kommen der Schwangeren sehr entgegen. Diesen Sommer, da ich zum zweiten Mal schwanger bin, kursiert der »Boheme-Schick«, Flatterteilchen kombiniert mit engen Jeans. Letzte Woche liefen mir gleich drei dieser Teilchen über den Weg, natürlich landeten sie alle in meinem Besitz. Es war dies das erste Mal, dass ich Oberteile kaufte, die ich auch nicht-schwanger tragen würde. Ein seltener Glücksfall, das. Doch nicht immer kommt einem die Mode entgegen, dann ist Improvisation angesagt, wollen wir die grauenvoll unschicke, womöglich noch gemusterte und gerüschte Kopf-bis-Fuß-Kombi aus dem Umstandsmodenladen vermeiden (und das wollen wir alle). Meine amerikanische »Vogue«, Ausgabe April 2005, trudelte ins Haus: »Improvise: That's the first rule of fashion when you're pregnant.« Ich kann nur heftig mit dem Kopf nicken. Während meiner ersten Schwangerschaft, an deren Ende ich jene berühmten 18 Kilo mehr auf die Waage brachte, war ich immer wieder erstaunt, wie viele Teile meiner Garderobe mir trotzdem irgendwie noch passten. Mein Hemdblusenkleid von Miu Miu wurde zum Sommermantel, meinen Leinen-Glockenrock mit Gummizug schob ich kurzerhand unter den Bauch und befestigte ihn seitlich mit Sicherheitsnadeln an der Unterhose. Blusen und Strickjacken knotete ich unterhalb des Busens – auch dies eine rule of pregnant style: »Empire is your best friend.« Neulich kaufte ich mir ein Wickelkleid von Diane von Fürstenberg. Außer der Jogginghosenfraktion wird wohl keiner behaupten, dass dieses teure Teil durch einen schwangeren Bauch seinen Schick verliert.

Zu Anfang des Kapitels erwähnte ich, dass es in den Staaten einige Labels gibt, die wirklich schicke Umstandsmode produzieren. Offensichtlich, so scheint's mir, mögen die Amerikaner keinen Muttischick – kaum verwunderlich in einem Land, in dem Frauen mitunter eine Woche nach der Geburt bereits wieder anfangen zu arbeiten. Um an amerikanische Umstandsmode, allen voran die von GAP, Old Navy und Liz Lange, heranzukommen, muss man nicht gleich über den Ozean schippern. Auf www.ebay.com gibt es eine Reihe von Verkäufern, die auch an internationale Adressen versenden. Wahrlich hinreißende Umstandsmode fand ich bei A Pea in the Pod, das Label verkauft international: www.apeainthepod.com. Die Sachen sind nicht billig, der Versand ist es auch nicht, und der deutsche Zoll greift ebenfalls zu – dennoch: Es gibt keine Umstandsmode, die einer glamourösen Schwangeren besser auf den Bauch geschneidert ist als diejenige von A Pea. Eine akzeptable Alternative bietet das französische Label Formes, das mittlerweile in mehreren deutschen Großstädten Läden eröffnet hat. Das Unternehmen hat auch einen Online-shop: www.formesdeutschland.de.

A pea in the pod und Formes sind alles andere als billig. Das Geld, das ich dort ausgab, sparte ich bei Umstandswäsche wieder ein. Puh, reguläre Umstandswäsche ist horrend teuer. Ich meine, nichts gegen exklusive Lingerie, ich kaufe mir gerne mal ein Höschen auch für über 50 Euro, aber dann soll es bittschön Jahre halten und den Mann in Wallung bringen. Eine Schwangerschaftsunterhose leistet weder das eine noch das andere. Auch fand ich es immer verwunderlich, dass diese Spezialhosen aus nahezu luftdichter Mikrofaser gewebt sind und maximal 40 Grad Waschmaschine vertragen. Während meiner ersten Schwangerschaft litt ich häufig an … na ja, eben so Zeugs im Intimbereich, da wäscht man die Hose doch lieber bei 95 Grad und sieht überhaupt zu, dass der Bereich nicht luftdicht versiegelt ist, es sei denn, man will eine professionelle Pilzzucht betreiben. Nö, bei Unterwäsche hielt ich es wie meine Bauersfrau von nebenan: Omahosen in Größe 50, 100 Prozent Baumwolle. Schlichte Kaufhausware eben.

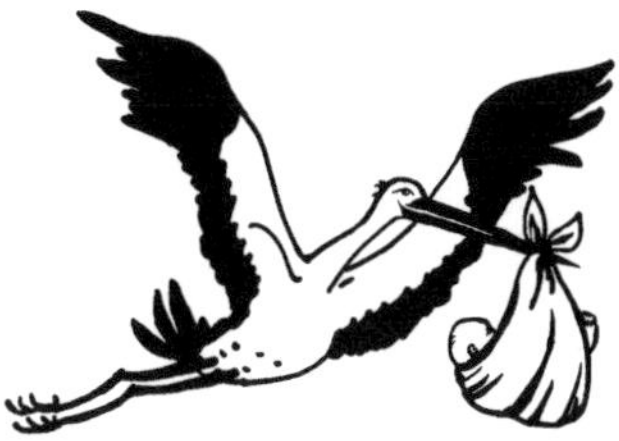

Das Kreuz mit der Erstausstattung: Wann wird aus Nestbau Konsumwahn?

In ein paar Monaten bekomme ich mein zweites Kind, knapp zwei Jahre nach dem ersten. »Oh je, machen Sie sich auf was gefasst, maßlos anstrengend wird das!«, brüllen mir wildfremde Leute auf der Straße hinterher. (Dieser Ausruf scheint offenbar die logische Fortsetzung von »Jetzt ändert sich alles!« zu sein, dem Spruch, den ich während der ersten Schwangerschaft ständig hörte.) Auf Gebrüll gebe ich nichts. Dennoch, es ist ein widersprüchliches Gefühl: Ich bin heiter, freudig, gelassen und nervös, fast ängstlich zugleich. Wird es mir gelingen, ein zweites Kind in mein Leben zu integrieren und nicht mein Leben von ihm okkupieren zu lassen, wie ich es manchmal bei anderen beobachte? Werde ich die Frau bleiben, die ich bin? Werde ich körperlich und seelisch die Kraft haben, rund um die Uhr ein Neugeborenes zu versorgen? Werden mein Mann und ich die Muße finden, ein liebend Paar zu bleiben, oder nur noch gestresste Eltern sein?

Ich stelle fest: Es sind dies alles Fragen, die mich auch in der ersten Schwangerschaft beschäftigten. Ist man das zweite Mal denn nicht cooler? Nein. Aber man ist zumindest was die praktischen Dinge anbelangt ein wenig weiter. Diese blödsinnigen Erstausstattungslisten rauben mir also nicht mehr den Schlaf.

Gut zu wissen beispielsweise, auf welchen Schnickschnack ich dieses Mal nicht mehr hereinfalle. TummyTub, Windeltwister,

Windelstepper, Tummy-sleep-Einschlafbär, Seitenlagerungskissen, Nackenhörnchen, wingbo, Inhalationsschnuller, Fütterfrosch, Polartec-Strampelsack, Puck-Sack, Sekretsauger, Bernstein-Greifling – derlei Sachen sind keinerlei Hilfe, wenn man von ihnen erwartet, dass sie leisten, was sie versprechen: Das Baby sei damit trinkfreudiger, ruhiger, schlafwilliger oder bauchwehresistenter.

Nein. Unsinn.

Eltern, die sich den ganzen Krempel besorgt haben, können ein Lied davon singen: Nichts ist so groß wie die Diskrepanz zwischen dem Heilsversprechen dieser Waren und der schnöden Realität. Babyprodukte, die uns ein problemloses Kind versprechen, sind wie der Porsche, der im Stau steht. Viel Geld ausgegeben und voran kommt er nicht. Schade, aber so ist es.

Derzeit, da sich mein Bauch sichtbar rundet, bekomme ich wieder unzählige Erstausstattungslisten in die Hand gedrückt, ich schmeiß sie ungelesen weg, fort mit dem Zeug, Unverschämtheit! Ich erinnere mich, wie mich diese Listen während meiner ersten Schwangerschaft wirklich in Verwirrung stürzten, in nichts waren die sich einig, nicht in der Zahl der benötigten Flügelhemden, Strampelanzüge und Ausfahrgarnituren, nicht in Bezug auf Zubehör wie Sterilisator, Schaffell oder Beruhigungssauger. Was soll denn das, rief ich empört aus, ich bin schwanger und ohnehin schon konfus, kann denn nicht wenigstens die Ausstattung verbindlich geklärt sein?

Nein, kann sie nicht, und das liegt in der Natur der Sache. Ausstattung ist, der Begriff deutet es an, all das, was *nach* den elementaren Voraussetzungen kommt. Die elementaren Voraussetzungen in der Babypflege sind der Jahreszeit angemessene Babykleidung, Windeln, Nahrung und alle Nestwärme, zu der wir nur fähig sind. Der Feinschliff ist Ausstattung. Oder anders formuliert: Accessoire eines bestimmten Lifestyles.

Erstausstattungslisten speisen sich aus ganz unterschiedlichen Einstellungen und Erfahrungen. In den meisten Fällen führt schlicht Gewinnsucht die Feder.

Gewinnsucht? Ja, freilich. Die Mutter als Konsumentin wird, vor allem in Zeiten rückgängiger Geburtenzahlen, erbittert umkämpft. Hersteller versuchen, über Erstausstattungslisten ihren Claim abzustecken. Und das so früh wie möglich. Meine Schwangerschaft hatte kaum das erste kritische Drittel überstanden, da bekam ich in der Praxis meines Gynäkologen eine Penaten Baby-Wickeltasche geschenkt. Die Tasche füllten diverse Broschüren, Kosmetik, ein Nuk-Sauger, ein Mützchen von H&M und der Aufkleber »Baby an Bord«. Kurz war ich gerührt ob dieser Zuwendung: Nestlé und Co. glauben an mich, unterstützen mich in meiner Mutterwerdung, das ist lieb. Unsinn! Sie wollen nur, dass ich die Mutter werde, die ihrem Umsatz zupass kommt. Mehr als deutlich wurde dies durch eine ganz unverstellte, oder soll ich gar sagen: schamlose?, Liste, die ich in der Wickeltaschen-Broschüre »Das wunderbare erste Jahr. Alles was Eltern wissen müssen« fand. Sie nannte Penaten Baby Öl, Penaten Baby Popopflegetücher, Penaten Baby Wundschutzcreme, Penaten Baby Gesichts- und Körperpflegecreme, Penaten Baby Bad und die »Penaten Baby-Wickeltasche für unterwegs« den Grundstock jeder Erstausstattung. Mir jedenfalls klingelten da kurz die Ohren vor lauter Penaten.

Ich ging in die Apotheke, Apothekenheft, darin Erstausstattungsliste. Die hielt Babywaage, Milchpumpe, Fieberthermometer, Sekretsauger, Weleda-Badeöl für unerlässlich, und es wunderte mich kaum, dass ich diese Produkte sämtlich in der Apotheke erhielt. Ich ging in ein Babyfachgeschäft, Kundenmagazin, Erstausstattungsliste. Die nannte dann praktischerweise genau das Zeugs Basis aller Babypflege, welches das Fachgeschäft im Sortiment führte. Stutzig machte mich das schon.

Was sollte ich tun? Ergeben irgendeine Liste abarbeiten? Lammfromm konsumieren, was sich eine Marketingabteilung ausgedacht hatte? Die Erstausstattungslisten alle ignorieren? Es besser wissen? Aber woher denn? Schließlich brauchte ich einen Anhaltspunkt, was und was ich nicht fürs Baby besorgen musste. Auf der anderen Seite sollten diese Anschaffungen zu meiner Lebensart passen, zu meiner Art, den Alltag zu organisieren. Schließlich hatte ich die rettende Idee: Ich las diese Listen einfach wie seinerzeit im Deutschunterricht Gedichte. Ich stellte ihnen eine einzige Frage: »Was habe ich damit zu tun?«

Was habe ich mit der Liste zu tun? Ich will diese ichbezogene Lektüre am Beispiel des Sterilisators verdeutlichen, den ich auf manchen Listen fand, auf manchen nicht. Ich hatte vor zu stillen, also schien mir die Anschaffung nicht sinnvoll, schließlich kommt Muttermilch aus der Brust, nicht aus dem Fläschchen. Gut, überlegte ich weiter, aber wenn du abpumpst und der Vater übernimmt das Füttern, benötigen wir Fläschchen, die müssen steril sein. Von meiner Schwiegermutter wusste ich, dass sie Fläschchen, Sauger, Schnuller und dergleichen damals sterilisierte, indem sie sie drei Minuten in kochendem Wasser auskochte. War dies meine Lösung? Ja. Denn ich bin, was Küchengeräte anbelangt, sehr altmodisch. Ich mag keine elektrischen Dosenöffner, ich mag keine vollautomatischen Saftpressen, ich mag keine Zwiebelhacker. Mach ich lieber alles von Hand. Und daher erschien das althergebrachte Auskochen der Fläschchen eine für mich rundweg angemessene Lösung zu sein. Hochschwanger stand ich in meiner Küche, die so sorgfältig nach meinem Geschmack eingerichtet ist, und nickte zufrieden: Mir kommt kein Sterilisator ins Haus.

Es kam natürlich doch einer. Die ersten Tage nach der Geburt fühlte ich mich seelisch und körperlich derart überfordert, dass mir allein der Gedanke, Fläschchen von Hand auszukochen, Tränen in die Augen trieb. Mein Mann besorgte einen Sterilisator, damit ich, wenn ich wieder zu Hause war, eine Last weniger hatte. Ich war ihm dankbar wie selten zuvor.

»Mutterschaft erfordert permanente Bereitschaft, sich mit den Kindern zu entwickeln«, brachte Katja, eine Freundin von mir und berufstätige Mutter von Sohn und Tochter, unlängst ihre Erfahrungen auf den Punkt. Sie sagte dies im Hinblick auf die Einschulung ihres ersten Kindes, aber ich denke, dieser kluge Satz erfasst auch das Thema Erstausstattung im Kern. Mein Sohn schlief nur dann ein, wenn es mucksmäuschenstill war (umsonst also die antike Spieluhr, die ich so hübsch fand und die viel Geld kostete). Ja, und es soll auch immer wieder Babys geben, die, wie die Tochter meiner Kollegin, glatzköpfig auf die Welt kommen, im ersten Lebensjahr wächst kein Fläumchen auf ihrem Kopf, dabei sind ihre Mütter hochschwanger noch schnell in den Babymarkt gerast, um eine Babybürste zu besorgen, uff, das war knapp, nicht auszudenken, wenn das Kind keine Bürste gehabt hätte. Was ich damit meine: Die wahre Erstausstattungsliste beginnt erst nach der Geburt.

Ja, nach der Geburt fängt's erst richtig an: Magazine, Kataloge, Briefe (»Wussten Sie, dass wir Ihrem Sohn fünf Euro auf sein Sparbuch eingezahlt haben?«), Anrufe von Versicherungsagenten (»Heute schon an morgen denken«) und Hausbesuche. Zwei Wochen nach der Geburt meines Sohnes stand die unverwüstliche Felicitas-Hostess vor meiner Tür, im Schlepp das berühmte Probenköfferchen, eine Art Carepaket für die junge Mutter, darin Pampers, Alete Milchpulver und Obstgläschen, Penaten, Maggisoßen und ein Exemplar von »Bild der Frau«. Als ich der Hostess sagte, kein Interesse zu haben, erwiderte sie tatsächlich, das wäre ausgeschlossen, ich sei doch Mutter. Ich beharrte darauf, keine Produktproben zu benötigen, denn ich hatte meine Kaufentscheidungen längst gefällt. Daraufhin, das muss ich sagen, kam ein kleines Stahlgewitter über mich, hoppla! Dieses ganze Gesäusel »Nur das Beste für Ihr Kind« schlug erbarmungslos um in dasjenige, was in Wahrheit damit gemeint ist: »Willst du mich arm machen, oder warum kaufst du den Krempel nicht?«. Eine heftige Episode, im Zusammenhang mit Babyglück, Mutterfreuden, Liebe, Geborgenheit und der ganzen Kuschelei geradezu verstörend. Eilig ging ich ins Internet, um den Auftritt der Cholerikerin weichzuspülen (www.felicitas-direkt.de): »Freude, Glück und Information in den Haushalt bringen, das ist unsere Devise. In den letzten 40 Jahren haben Felicitas-Hostessen schon über vier Millionen Mütter zu Hause besucht. Sie erhalten ein Gratis-Geschenkpaket voller Produkte, Produktmuster und sinnvoller Dienstleistungsinformationen. Wohlbefinden und Gesundheit sind für Sie und Ihr Baby jetzt sicher am wichtigsten. Wir geben Ihnen deshalb neutrale Informationen rund um die Themen Babygesundheit, Ernährung, Körperpflege und vieles mehr.«

Ich werde rot, wenn ich das lese.

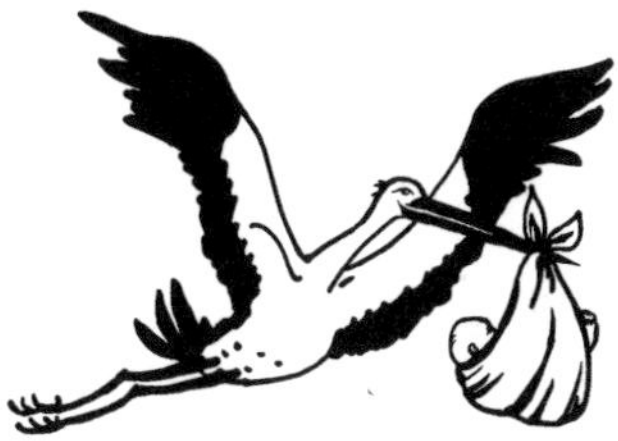

Der Vorbereitungskurs oder Alle Muttis jetzt noch mal Pipi machen!

Durch dieses Kapitel werde ich es mir wohl mit sämtlichen Hebammen verscherzen. Ich wage es dennoch. Denn der Vorbereitungskurs, den ich besuchte, war eine so absurde Veranstaltung, dass ich jeder Schwangeren nur eins raten kann: Lieber zur Kosmetik gehen. Dort gibt's genauso viel Inhalt, macht aber schöner. Ein Gutes indes haben die Kurse: Man lernt andere Schwangere kennen, also Mütter in spe. Wenn man Glück hat, sind es nicht nur Hysterikerinnen, die sich und den Kurs wegen jedem Furz verrückt kreischen, sondern es ist eine Frau dabei, mit der man sich so gut versteht, dass eine Freundschaft entsteht. Und Freundschaften sind auch und gerade für frischgebackene Mütter nie zu unterschätzen.

Es liegt in der Natur der Sache, dass ein Schwangerenkurs die Teilnehmerinnen auf das reduziert, weshalb sie gekommen sind: den Babybauch. Insofern herrschte während der Kursstunden eine Körperlichkeit, die ich für meinen Teil sehr irritierend fand, aber das ist natürlich Geschmackssache. An jenen Abenden waren wir sehr, sehr großer Bauch, juckende, alternativ ausfließende Vagina, schwere Brust, Sodbrennen, wir waren geschwollene Haxen, ich krieg echt nur noch schwer Luft, habt ihr auch so schlimme Blähungen?, und jetzt die Damen bitte noch mal Pipi machen, bevor wir diesen Geburtsfilm anschauen. Es liefen wir Damen ergeben zum Klo, wie überhaupt wir dieser Hebamme gegenüber sehr ergeben waren, weil wir dachten, sie weihe uns in die Geheimnisse der Geburt ein, sie lehre uns, wie wir das würdevoll überstehen, und sie helfe uns, bei alldem eine erwachsene Frau zu bleiben.

Man kann sich im Leben diverse Male irren. Dies war so ein Fall.

Gundula, ihres Zeichens eine erfolgreiche Wirtschaftsanwältin, sagte mir, nach der Geburt hätte sie nur einen Gedanken gehabt: Ich verklag die Kursleiterin! Wie konnte die uns nur so im Unwissen lassen? Und wahrlich, wenn ich daran denke, wie wir Torinnen, mit lächerlichen Seidentüchlein um die Hüften, unter Aufsicht der Hebamme in der Mehrzweckturnhalle bauchtanzten, weil Bauchtanz angeblich der letzte Schrei ist, ein Kind zu entbinden, dann gefriert auch mir das Lächeln, das ich während dieser absurden Tanzstunde noch auf den Lippen trug: Nicht nur haben wir Frauen uns restlos der Lächerlichkeit preisgegeben, es wurde uns zudem grober Unfug vermittelt. Keine meiner Kurskolleginnen hat eine Geburt hinter sich gebracht, bei der sie den Wunsch verspürte, bauchzutanzen, nicht einmal in der Anfangsphase. Überhaupt diese Tanzerei: Eine andere Kursstunde verschwendeten wir in einer Art ethnischem Ringelreihen, irgendwas Afrikanisches, fragen Sie mich bitte nicht, welchen Sinn das hatte, ich weiß nur, dass wir Kursteilnehmerinnen danach nass geschwitzt waren, schließlich war es obendrein noch der Jahrhundertsommer. Die Hitze hielt uns indes nicht davon ab, mitten an einem Sonntagnachmittag, Partnertag, ins 32-Grad-Therapiebad zu steigen, in dem kurz vorher noch das Babyschwimmen stattgefunden hatte, die Rollläden runterzulassen und zu Andreas Vollenweider Entspannungsübungen zu schwimmen. Zehn Paare auf 25 Quadratmeter ungechlorten Pipiwassers – nie werde ich den Gesichtsausdruck meines Mannes vergessen, innere Emigration kommt dem wohl recht nah.

Ich darf gar nicht daran denken – fürs Kursgeld plus der nutzlosen Ausgaben für Damm-Massageöl, Himbeerblättertee und noch ein Zeug, dessen Name und Beschaffenheit ich vergessen habe, hätte ich locker einen Prada-Schuh kaufen können. Den anderen hätte ich mir als Belohnung für meine Klugheit einfach so gegönnt.

Es gibt Kurse, so hörte ich, die den sportlichen Aspekt einer Geburt betonen. Außer ethnischen Tänzen bestand unser Sport in stundenlangem Korrekt-in-den-Bauch-Atmen, eine Übung, die möglicherweise beruhigt, aber – entgegen gängiger Meinung – beim Entbinden kaum was hilft. Aber mir würde auch sonst keine gymnastische Übung einfallen, die uns auf die Geburt vorbereitet. Bei einer Geburt muss sich der Muttermund öffnen, nur auf ihn und seine Bewegung kommt es an. Nach meinen Recherchen ist in der Geschichte der Menschheit kein einziges Workout überliefert, mit dem man gezielt den Muttermund trainieren kann – zum Beispiel, dass er sich auf Befehl hin öffnet und schließt. One, two, three, open, close, and open, hoooooold, and close. Great! Sollte eine solche gymnastische Übung eines Tages entdeckt werden, sie wird Millionen einbringen, Millionen von Millionen. Bis es so weit ist, gilt die alte Weisheit: Kann man auf dem Land schwimmen lernen? Nein. Vor der Geburt ist das Entbinden reine Trockenschwimmübung. Das Wasser kommt erst durch die Wehen dazu. Wer nicht alleine trocken schwimmen möchte, geht in den Kurs. Der Rest von uns spare sich das Geld oder besuche einen Kurs, in dem man wirklich entspannt, zum Beispiel Yoga oder Aquafitness für Schwangere.

Genug gezetert!

Und geben wir's zu: Es können uns noch so viele Schauergeschichten über Vorbereitungskurse zu Ohren gekommen sein – wir werden auf jeden Fall einen besuchen, schon aus Angst, etwas Wichtiges zu versäumen. Diese Angst ist zwar völlig unbegründet, da die meisten von uns bereits einen Geburtsratgeber durchgelesen haben, bevor sie einen Kurs beginnen, sie von der Hebamme also nix Neues mehr erfahren werden (die paar Handvoll Tipps und Tricks, die wir als Laien über Geburt wissen können, stehen in der Regel in jedem Ratgeber, der was auf sich hält). Dennoch kann ein Vorbereitungskurs eine lohnende Angelegenheit sein. Und zwar dann, wenn wir unsere Erwartung an ihn korrigieren. Ich habe es zu Beginn des Kapitels schon angedeutet: Bei der Geburtsvorbereitung lernen wir Mütter in spe kennen, die eine oder andere wird, wenn wir Glück haben, zur Freundin. Doch Vorsicht! Zukünftige Mutterschaft allein ist nix, was uns automatisch vereint. Um einander näher zu kommen, bedarf es einer Atmosphäre, in der wir uns geistig und emotional wiederfinden. Nichts ist enervierender als eine Hebamme, die – von unserer Warte aus – spirituell auf der falschen Seite der Erdhalbkugel wohnt. Nirgendwo fühlen wir uns als werdende Mutter auf eine verzweifelte Art einsamer als unter Frauen, die vom Affen gebissen zu sein scheinen. Und genau darum gibt es wohl kaum eine Angelegenheit, bei der wir mehr auf unseren Stallgeruch bestehen sollten, als bei der Auswahl des Vorbereitungskurses. Meine Freundin Julia, derzeit hochschwanger, macht es richtig. Sie ist ein durch und durch verkopftes Wesen. Ihre Vorbereitung besteht darin, geburtsheilkundliche Vorträge des Studium Generale zu besuchen, die die medizinische Fakultät der Uni München anbietet.Überflüssig zu sagen, dass sie verständnislos den Kopf schüttelt, wenn ich ihr von den Bauchtänzen erzähle, die ich erleiden musste. Julia bekam den Tipp der akademischen Kurse von einer Kollegin, die sie schätzt. Ja, so einfach finden wir den Schlüssel zu einem Kurs, der zu uns passt: Auf Mundpropaganda hören. Sich von Freundinnen beraten lassen, von Frauen, die uns gefallen. Dann landen wir in einem Kurs, in dem wir uns wohlfühlen, weil wir unter unseresgleichen sind. Und unter unseresgleichen, so könnte ich mir vorstellen, kann ein Vorbereitungskurs sein, was er sein sollte: amüsant und ehrlich, gesellig und nachdenklich, stärkend und tröstend.

Ja, in einem solchen Kurs könnten wir einander sogar die Angst nehmen. Und das wäre wirklich was wert.

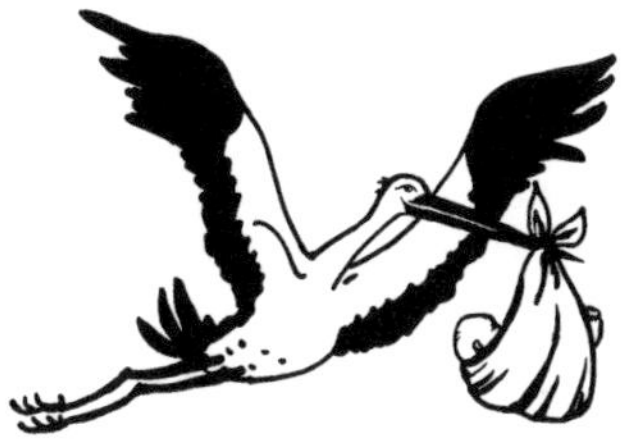

Recherchieren wie ein Profi: Auf der Suche nach der besten Klinik

Eine Klinik bekommt eine Spontanentbindung mit ungefähr 1 500 Euro vergütet. In Relation zum personellen und materiellen Aufwand, den eine Entbindung erfordert, ist das ein hübscher finanzieller Gewinn. Es ist also nicht Menschenliebe allein, die die Klinik veranlasst, einmal monatlich eine Gruppe werdender Eltern durch ihre Kreißsäle zu schleusen, sondern vor allem ein knallharter Konkurrenzkampf um jeden Euro. Nun wissen wir ja alle, wie man sich möglichst erfolgreich präsentiert: Nur auf die guten Seiten konzentrieren! Und hoffen, dass die schlechten erst bemerkt werden, wenn man den Job hat. Nicht anders verhält sich die Klinik, die wir gerade besichtigen.

Bildung ist notwendig, um in der Welt zu bestehen. Das gilt auch für die Suche nach der besten Klinik. Es wird dem Haus leicht fallen, uns von sich zu überzeugen, wenn wir noch keinerlei Vorstellung haben, wie wir entbinden möchten. Dann sehen wir nur die gemütlich aufgepolsterten Kreißsäle, die lächelnden Hebammen und, immer ein ganz wunderbares Argument, die putzigen Babys auf der Neugeborenenstation. Diesen Entbindungskitsch hat jede Klinik zu bieten. Und genau damit wollen sie uns einlullen, damit wir ja nicht an das Kleingedruckte denken. Doch das Kleingedruckte ist es, was darüber entscheidet, ob das Haus in unserem ganz persönlichen Fall eine gute oder eine schlechte Wahl sein wird.

Nehmen wir uns also vor dem Besichtigungstermin Zeit zu überlegen, was uns außer lachsrosa Wänden, Dammschnittrate und Rooming-in noch wichtig ist. »Wie sind Sie gegenüber Frauen eingestellt, die nicht stillen möchten?«, »Darf meine Familie nach der Entbindung zu mir in den Kreißsaal?«, »Ab welcher Muttermundsöffnung wird hier frühestens eine PDA gelegt?«, »Wie lange können wir nach der Geburt noch im Kreißsaal bleiben?« – ja, da wird die Sache schon konkreter! Mit derlei Fragen können wir feststellen, ob die Hochglanzbroschüre für unseren Fall möglicherweise nur aus Butterbrotpapier besteht.

Fragen wir der Klinik also bittschön ein Loch in den Bauch. Zuerst, denn dies ist wirklich wichtig: Wie steht es um die ärztliche Betreuung während der Entbindung? Ist die Entbindungsstation rund um die Uhr von einem Facharzt besetzt? Oder muss der erst aus der gynäkologischen Abteilung gerufen werden, die sich irgendwo am anderen Ende der Stadt befindet? Denken wir auch daran, dass die Entbindung möglicherweise in einem Kaiserschnitt enden kann: Wo befindet sich der OP-Saal für Notkaiserschnitte? Liegt er – dies ist optimal – unmittelbar neben dem Kreißsaal? Oder wird die kreißende Frau erst drei Stockwerke nach oben gekarrt, in einen anderen Gebäudetrakt? Darf mein Mann beim Kaiserschnitt meine Hand halten? Und: Wie steht es um die kinderärztliche Versorgung, vor allem im Notfall?

Dann, dies ist nicht minder ausschlaggebend: Welche schmerzlindernden Maßnahmen bietet die Klinik an? Es ist uns wichtig, während der Entbindung die PDA sozusagen stets in Griffnähe zu wissen. Also haken wir bitte gezielt nach: Fragen wir die Geburtshelferinnen der Klinik nach ihrer Meinung zur Periduralanästhesie. Immer wieder erzählen Frauen, dass sie ihre Hebammen regelrecht anflehen mussten, endlich eine PDA zu bekommen. Wichtig in Bezug auf die Möglichkeit einer PDA ist auch, ob rund um die Uhr ein Anästhesist bereitsteht. Und wie lange lässt man die PDA laufen? Manche Häuser holen die Frau für die Presswehen aus der PDA zurück, weil sie meinen, nur unter Höllenschmerzen könne sie konstruktiv pressen. (Unsinn, das.) Überhaupt, welche Geburtsmethoden und -positionen kennt das Haus? Sind die Kreißsäle mit Pezziball, Hängeseil, Bodenmatten ausgestattet? Derlei Turngerät kann, wenigstens in der Anfangsphase der Geburt, wirklich helfen, den Schmerz zu erleichtern. Außerdem sind diese Extras ein guter Lackmustest dafür, ob das Entbindungspersonal mit der Zeit geht. (Vor allem in älteren Krankenhäusern, deren Kreißsäle seit der Entbindung unserer Mütter nicht mehr verändert wurden, ist dies ein wichtiges Indiz dafür, dass nur das Design aus den 60ern stammt, nicht aber die Geburtsphilosophie.) Wenn wir uns in den Kopf gesetzt haben, im Hängeseil oder auf dem Gebärhocker nicht nur zu kreißen, sondern auch zu entbinden, dann fragen wir, ob die Belegschaft darin Routine hat. In manchen Kliniken darf die Frau unter den Eröffnungswehen machen, was sie will. Aber wenn es zur Austreibungsphase kommt, wird sie schnell auf dem Entbindungsbett verstaut, da hat es sich dann mit dem Turnen. Wenn wir eine Wassergeburt in Erwägung ziehen, sollten wir danach schauen, ob in jedem Kreißsaal Spezialwannen zur Verfügung stehen. (Unter einer Geburt den Kreißsaal wechseln zu müssen, um in die Wanne gehen zu können, ist ein Unding.)

Manche Kliniken betreiben Entbindung im Fließbandprinzip: Kaum ist das Baby auf der Welt, kommt der freundliche Putztrupp, und der Kreißsaal wird für die nächste Geburt gewischt. Mutter und Baby werden derweil hastig ins Wöchnerinnenzimmer gerollt (dort liegen sie dann mit fünf weiteren Kleinfamilien), der Vater rennt hinterher. Ist es hingegen ein gutes Haus, lässt es der frischgebackenen Familie Zeit und verschiebt den Auszug aus dem Kreißsaal (und den Eintritt in den Alltag) auf später. Die ersten ein, zwei Stunden nach der Geburt sind ein kostbares Erlebnis, das ungestört und in einigermaßen intimer Umgebung, wie der Kreißsaal sie ermöglicht, erlebt werden sollte.

Ja, das Fließband. Es gibt Entbindungsstationen, die haben ihre drei Kreißsäle eigentlich rund um die Uhr besetzt. Und nun komme ich, die vierte Entbindende. Wohin mit mir? Kliniken, die ihre Kreißenden freundlich behandeln, haben für solche Fälle ein so genanntes Wehenzimmer eingerichtet, eine Art Kreißsaal light, in der sich die Wartezeit in Ruhe und Anstand überbrücken lässt. Ruppige Häuser hingegen werden mich zum Warten raus auf den Gang schicken, wo man mich vergisst und ich alle zehn Minuten, zunehmend verzweifelter, an die Tür des Entbindungstrakts poche. Manche Häuser kennen gar keinen Anstand und parken mich auf der Wöchnerinnenstation. Diese Kliniken wissen offensichtlich nicht, dass eine Kreißende von der ersten Wehe an Ruhe und Konzentration benötigt.

Natürlich werden Kliniken, die kein spezielles Wartezimmer haben, uns auf die Frage, was mit der vierten Frau passiert, antworten, eine Überbelegung komme so gut wie nie vor, keiner hier könne sich erinnern, dass jemals … und so weiter. Unsinn! Bleiben wir hartnäckig, und beharren wir auf einer ehrlichen Antwort!

Wo ist der Kreißsaal? Nun, diese Frage ist nicht zu unterschätzen! Vor allem in der Eröffnungsphase der Entbindung, und vor allem, wenn sie länger dauert, werden wir uns nicht ununterbrochen im Kreißsaal aufhalten. Um die Wehen zu fördern, wird die Hebamme uns bitten, draußen auf dem Gang auf und ab zu gehen. Liegt der Entbindungstrakt nun direkt an einem Hauptverkehrsgang, müssen wir damit rechnen, dass Besuchermassen uns dabei zusehen, wie wir stöhnend, heulend vielleicht, mit schmerzverzerrtem Gesicht, verschwitzt, mies angezogen an der Wand entlang schleichen. Eine sensible Klinik hingegen wird ihre Entbindungsstation in einer ruhigeren Ecke untergebracht haben, wo die Kreißende und das fleischgewordene Schuldhäuflein (»Wie konnte ich ihr das nur antun?«) beim wehenfördernden Umherlaufen einigermaßen unter sich sind.

Wieder im Kreißsaal drin, sollten wir uns seine Einrichtung anschauen. Natürlich ist es nett, wenn dort statt gleißender Stadionstrahler eine Vulkanlampe gemütlich vor sich hin funzelt. Und ganz reizend sind diese lachsfarbenen Wände in Wischtechnik, ohne rechte Winkel, wie es der Anthroposoph so liebt. Diese Details fallen unter die Rubrik »Schöner Entbinden«, indes, sie allein machen die Sache nicht komfortabler. Viel wichtiger ist Großzügigkeit: Können wir in unserem Kreißsaal mehr als nur fünf Schritte auf und ab gehen? Sind wir einigermaßen für uns, oder nur durch einen Vorhang von den brüllenden Presswehen nebenan getrennt? Und sosehr die Geburtsarbeit leider allein unsere Sache sein wird: Den Mann wird es freuen, wenn er sich nach zehn Stunden intensiven Rückenmassierens, Aufmunterns, nach Stunden übler Selbstvorwürfe und hilflosen Dastehens mal kurz auf einem bequemen Sessel ausruhen kann.

Überhaupt der Partner. Auch er ist ein Argument für die Auswahl der Klinik (was selbstredend nicht damit zu verwechseln ist, dass er die Klinik aussucht). Die Frage lautet: Wie viel Partner ist erlaubt? Zum Beispiel wenn entschieden wird, die Geburt einzuleiten. Es gibt Kliniken, die den Mann die erste Einleitungsphase über nach Hause schicken, weil es sich »noch nicht lohne«. Dies ist ein Punkt, an dem ich für meinen Teil sehr gezielt nachfragen würde. Den Beginn der Wehen, ob sie nun bereits »effektiv« sind oder nicht, wollte ich persönlich nicht ohne meinen Partner erlebt haben.

Hierzulande sind wir Schwangeren in der glücklichen Lage, medizinisch eigentlich in jeder Entbindungsklinik den Erste-Welt-Standard anzutreffen. Dies gibt uns die Freiheit (oder ist's eine Last?), auf den menschlichen Faktor zu schauen. Ich habe bereits wiederholt gesagt, dass Geburt keine Kuschelecke ist. Und nicht minder oft, dass die Geburtsarbeit allein Ihnen obliegt. Höchste Zeit also, ein tröstendes Wort zu sprechen. Und das kommt aus dem Mund der Hebamme. Sie ist, wenn sie eine gute Hebamme ist, der Katalysator der Geburt, sie macht uns das Nagelbrett erträglicher, die Wehenarbeit leichter.

In der Praxis ist es nicht das Lachsrosa der Wände, das die verängstigte Gebärende beruhigt, sondern die hellrosa Geduld der Hebamme. Was eine Kreißende braucht, ist eine geduldige Frau an ihrer Seite, die sie streichelt, aufmuntert und lobt, dass sie das alles unglaublich toll mache. Die ihr versichert, selbst 15 Stunden Wehen seien durchaus normal. Und jetzt sei es auch gleich soweit. Schauen wir uns also die Hebammen genau an, die in der Klinik arbeiten. Sind es nette Frauen? Strahlt dort die Sonne? Könnten wir uns mit den Hebammen wohlfühlen? Oder haben wir das Gefühl, das sind knochenharte Brocken? So wichtig es für eine Schwangere auch ist, den Kopf nicht zu verlieren, hier sollten wir wirklich auf unser Bauchgefühl hören. Wenn die Atmosphäre nicht stimmt: Weitersuchen!

Atmosphäre, uff, sie ist ja immer das Zünglein an der Waage, die Königsmacherin. Freilich, wir sind aufgeklärte Frauen und wissen, dass Königreiche nur in der »Bunten« strahlen, realiter leiden auch Prinzessinnen am Leben, so wie wir. Doch sollten wir deshalb aufhören, nach den Sternen zu greifen? Nö. Ich jedenfalls würde ein Königreich geben für eine verständige, freundliche Säuglingsschwester. Die ersten Tage nach der Entbindung sind eine so heikle Zeit, ich würde sagen, fast heikler als die gesamte Schwangerschaft. Die frischgebackene Mutter braucht Behutsamkeit. Eine kundige Schwester findet die richtige Mitte in der Betreuung der Wöchnerin: Sie unterstützt ihre Rekonvaleszenz als Frau und lehrt sie langsam die ersten Schritte als Mutter. Eine gute Schwester respektiert die Individualität ihrer Patientin, lässt ihr alle Zeit, die sie benötigt, sich ihrem Baby zu nähern. Sie nimmt ihr die Angst vor dem, was ansteht, kommt und was hinter ihr liegt.

In der Praxis herrscht auf vielen Wöchnerinnenstationen leider eine ganz andere Stimmung. Dort gilt: Mutti, ran an die Bulette, die da so brüllt, so haste es schließlich gewollt, Juwelen und den Tand kannste vergessen, und zwar für immer! Ich denke mit Entsetzen zurück an die ersten Tage nach der Entbindung. Selten habe ich mich so gottverlassen, unverstanden, ortlos und tieftraurig gefühlt. Ein ganz schlechter Start ins Mutterdasein.

Natürlich ist es nicht möglich, während einer Krankenhausführung einen treffenden Eindruck zu bekommen, wie sehr hardcore die Säuglingsschwestern drauf sind. Es ist dies also das einzige Mal, dass ich Ihnen empfehle, während Ihrer Schwangerschaft auf das zu hören, was man so sagt. Eine Wöchnerinnenstation mit Feldwebelcharme spricht sich herum. Und von der würde ich dann unbesehen die Finger lassen. Denn der Anfang als Mutter ist auch ohne Säuglingsschwester schwer genug.

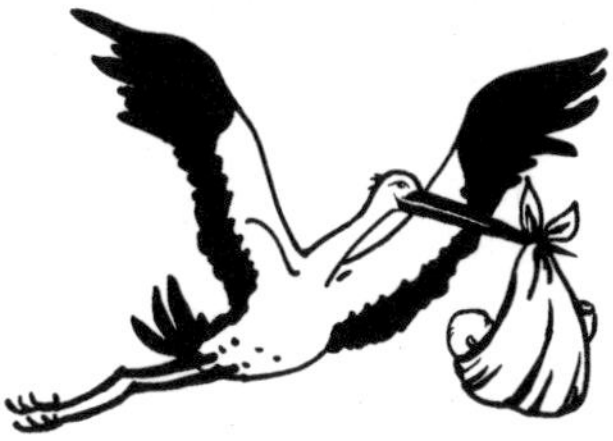

Ich will arbeiten!

Zu Ende eines Geschäftsjahres erstellt mein Steuerberater eine Liste, auf der er einträgt, welche Unterlagen und Informationen er noch benötigt, um meine Einkommenssteuererklärung zu fertigen. Seit ich Mutter bin, finde ich auf der Liste stets folgende Frage:

Ist das Arbeitszimmer mittlerweile ein Kinderzimmer?

Und jedes Mal brülle ich, laut und vernehmlich: Natürlich nicht!

Es will mir nicht in den Kopf: Der Mann meldet vierteljährlich meine Umsatzsteuer ans Finanzamt, er sieht anhand meiner dazu eingereichten Rechnungen und Belege, dass ich Geld einnehme. Was meint er denn, wo ich die Arbeit, die in der Regel ja Voraussetzung für Einnahmen ist, verrichte? Am Kindertischchen im Zimmer meines Sohnes? Auf dem Schaukelpferd balancierend? Im Laufstall sitzend?

Es ist, wie es ist: Für viele passen Erwerbsarbeit und Kind nicht zusammen. Und der Ausschluss der Mutter vom ernsthaften Berufsleben beginnt bereits während der Schwangerschaft, zumindest habe ich es so erlebt.

Schwanger am Arbeitsplatz – das ist nicht leicht. Vor meiner Schwangerschaft spielte mein Körper keine Rolle. In der Redaktion, in der ich damals arbeitete, konnte ich eine tageslange Besprechung mühelos ohne Klo und Mittagessen überstehen, Annette, das körperlose Gedankentier. Wie anders, als ich schwanger war. Die ersten vier Monate rannte ich nahezu ununterbrochen auf die Toilette, weil ich mir nahezu ununterbrochen einbildete zu bluten (zwei Fehlgeburten hinterlassen ihre Spuren). Dazu dieser saumäßige Appetit. Einen Straßenblock von der Redaktion entfernt gab es einen Metzger, der ab 11.00 Uhr warmes Mittagessen anbot. An vielen Tagen war ich die erste Kundin. Was habe ich nicht alles in mein Büro geschleppt und dort regelrecht verschlungen: Rippchen, Sauerkraut mit Speck, halbe Hähnchen, griechische Hackfleischgerichte, Schlachtplatte to go, ja, da kann einem wirklich schlecht werden. Ich merkte schnell, wie mein monströser Appetit das Verhalten der Kollegen veränderte, selbst derjenigen, die nicht weniger fraßen als ich. Die kinderlosen Frauen und sämtliche Männer gingen auf Distanz, verloren das Interesse am Gespräch mit mir, als ob mein (ewig hungriger) Bauch meinen Fachverstand getrübt, ihn gar absorbiert hätte. Dabei will ich behaupten, dass sich meine berufliche Leistung in den neun Monaten Schwangerschaft um keinen Deut zum Schlechten veränderte. Ich betrieb sie nach wie vor ernsthaft, ausdauernd und engagiert. Die Mühe hätte ich mir sparen können. Denn je deutlicher sich mein Bauch rundete, desto unbarmherziger wurde ich dem Lager derjenigen zugeordnet, für die die Karriereleiter vorerst in einer unerreichbaren Ecke des Geräteschuppens steht. Dafür schauten nun wie auf Kommando die Halbtagskräfte, allesamt Mütter, in meinem Büro vorbei: »Ich hatte auch immer so heftige Blähungen / Du, das Wellfleisch am Bauch bin ich heute noch nicht los / Elternabende im Kindergarten sind das Schlimmste«. In meinem Büro fand ich die deutsche Mutti-lässt-Karriere-sausen-Gesellschaft in a nutshell: Beruflicher Ehrgeiz und Mutterschaft haben sich auszuschließen. Pünktlich zur Schwangerschaft wechselte ich in den Augen der anderen an ein Ufer, an das ich mich bis heute weigere anzulegen.

Keine Frage, diese geradezu aufdringliche Körperlichkeit, die die Schwangerschaft bringt, macht uns zu schaffen. Am Arbeitsplatz bedeutet sie gleich eine doppelte Last. Wir müssen die Zähne zusammenbeißen, wenn wir nicht mehr sitzen oder stehen können, todmüde sind, unsere Füße brennen, uns schlecht ist. Und dabei immer den Blick der anderen ertragen. Ein derart exponierter Körper wie der schwangere verliert seine Intimität. Gundula berichtete mir von einer Episode, die sich, sie war hochschwanger, auf einem Meeting zutrug: Sie referierte ein in vielen Überstunden von ihr gelöstes juristisches Problem, nur um festzustellen, dass sämtliche Anwesende wie entgeistert auf ihren Bauch glotzten, der munter vor sich herzuckte ob der Turnübungen, die ihr Baby abhielt. Überflüssig zu erwähnen, dass ihr keiner ernsthaft zuhörte. Und dass es ihr, die immer sehr auf professionelle Distanz achtet, äußerst unangenehm war, so zur Schau gestellt zu sein.

Befindet sich in einem schwangeren Körper ein schwangerer Geist? Aber natürlich! Es wäre gelogen zu behaupten, dass eine schwangere Frau ausgerechnet am Arbeitsplatz nicht über ihre baldige Mutterschaft grübelt. Immerhin zeigt sich doch gerade hier die – vorläufige – Veränderung ihres Alltags am deutlichsten: Sie wird ein paar Monate, ein Jahr, womöglich noch länger, auf ihren Beruf verzichten. Ich erinnere mich nur zu gut an diese widersprüchlichen Gefühle, die sich da an meinem Schreibtisch tummelten. War ich zu konzentriert, zu enthusiastisch bei einer Aufgabe, wurde mir angst und bang, ob Mutterschaft diesen Enthusiasmus aufwiegen könne. Sofort meldete sich das schlechte Gewissen, dass ich dem Baby eine missratene Mutter sei, wenn ich den Spaß an der Arbeit schon jetzt vermisste. War ich in Gedanken hingegen zu sehr beim Baby, der Erstausstattung, dem Geburtsvorbereitungskurs, ermahnte ich mich sofort, nicht in die Mutterfalle zu tappen und bittschön den Beruf weiterhin ernst zu nehmen. So oder so, ich machte es mir nicht recht. Als ich einer Kollegin, sie kinderlos, einmal von diesen Ambivalenzen berichtete, antwortete sie unberührt: So hastes gewollt. Auch hier fand ich also viel deutsche Mutterideologie im Büro, diese gefühllose Replik auf meine Ängste ist nur zu typisch für unsere Gesellschaft, die bei Schwangerschaft Glück verordnet und Zweifel nicht zulässt.

Was sollte ich tun? Meinen Körper unterdrücken, dem Appetit nicht nachgeben, nicht so häufig aufs Klo gehen, stundenlang sitzen bleiben, auch wenn alles in mir schrie: Aufstehn!? Warum wurde den Dutzend Zipperlein, die meine Kollegin kultivierte, so viel ernsthaftes Verständnis entgegengebracht, mir, der Hochschwangeren, aber nur ein verlegenes Lächeln? Warum war es nicht möglich, mich schwanger sein zu lassen, mit allen Nebenwirkungen, *und* meinen beruflichen Ehrgeiz nach wie vor zu unterstützen?

Ach Leute, ich weiß es nicht.

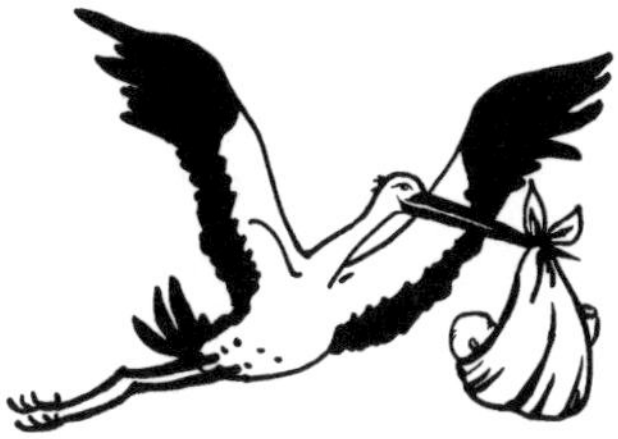

Wann geht's los?

Kaum hatte mein Arzt meine zweite Schwangerschaft festgestellt, hagelte es Zahlen: »Herzlichen Glückwunsch, neunte Woche, ET 25. September!« Ha! Dieses Mal blieb ich gelassen. Ich begann nicht, wie noch bei der ersten Schwangerschaft, hektisch sämtliche Verabredungen am errechneten Termin (ET) abzusagen. Denn eins weiß ich mittlerweile: An keinem Tag stehen die Chancen, dass das Baby nicht auf die Welt kommt, so gut wie am sagenumwobenen ET. 94 bis 96 Prozent aller Kinder richten sich nicht nach den Rechenkünsten des Arztes, sondern suchen sich einen anderen Geburtstag aus.

Sind Ärzte also generell schwach in Mathematik?

Nein. Aber mit Zahlen allein ist eine Schwangerschaft eben nicht zu haben. Der errechnete Termin operiert mit Durchschnittswerten. Und die sind bei Angelegenheiten, die so individuell sind wie eine Frau, allenfalls mit Stirnrunzeln zu genießen.

Es gibt verschiedene Methoden, den voraussichtlichen Geburtstermin zu berechnen. Franz Nägele, ein Heidelberger Gynäkologe aus dem 18. Jahrhundert, entwickelte folgende Regel, die auch heute noch angewendet wird: »Erster Tag der letzten Regelblutung plus sieben Tage minus drei Monate plus ein Jahr«.

Verdeutlichen wir es an einem Beispiel: Meine letzte Regel war am 18. Dezember 2004. Plus sieben Tage: 25. Dezember 2004, minus drei Monate: 25. September 2004, plus ein Jahr:

Der 25. September 2005 ist der errechnete Entbindungstermin. Nägeles Rechnung geht von einem 28-tägigen Zyklus und der Konzeption am 14. Tag nach Einsetzen der Periode aus. Ist der Zyklus der Schwangeren kürzer oder länger, wird die erweiterte Nägelesche Regel angewendet. Hierbei muss die Differenz an Tagen addiert oder subtrahiert werden, die der individuelle Zyklus vom angenommenen Standard abweicht. Ein Beispiel: Bei einer Zykluslänge von 32 Tagen werden dem errechneten Termin vier Tage (32=28+4) hinzugefügt, bei einer Zykluslänge von 26 Tagen werden vom errechneten Termin zwei Tage (26=28-2) abgezogen. Ist der exakte Tag der Konzeption bekannt, kann der Entbindungstermin ›post conceptionem‹ (nach Konzeption) bestimmt werden. Datum plus 267 Kalendertage ergibt den Termin, an dem die Schwangere sich zu vier bis sechs Prozent Wahrscheinlichkeit im Kreißsaal aufhalten wird.

Rechnerisch sind damit die Methoden erschöpft. Der Ultraschall gibt natürlich auch noch einen Hinweis auf den Geburtstermin. Anhand von Größe und Gewicht des Fetus kann der Gynäkologe das Gestationsalter (Schwangerschaftsalter) feststellen – allerdings liegen auch dieser Rechnung Durchschnittswerte zugrunde. Was diese Durchschnittswerte taugen, weiß ich aus eigener Erfahrung. Bei meiner ersten Schwangerschaft schallte mein Arzt meinen Sohn vier Wochen vor dem errechneten Termin auf 3 200 Gramm, knapp unter das durchschnittliche Geburtsgewicht von männlichen Säuglingen (3 500 Gramm, das der Mädchen beträgt 3 200 Gramm). Ich machte mich auf eine Entbindung weit vor Termin gefasst, gab den Klinikkoffer praktisch nicht mehr aus der Hand. Und wie ist's gekommen? Mein Sohn kam zwei Wochen nach ET auf die Welt.

Was lehrt uns der errechnete Geburtstermin? Es gibt nur wenige Ereignisse, bei denen die Mathematik so wenig Gewissheit bringt.

Was mache ich mit dem errechneten Geburtstermin fürs

zweite Kind? Ich bestimme den ET als fiktives Datum für den Beginn des Mutterschutzes. Danach schraffiere ich die zwei Wochen vor und nach Termin in einem Anflug von Pathos tiefrot – ja, Rot ist eine wundervolle Farbe für Geburt, denn die hat mit Herz und Blut zu tun –

und dann warte ich.

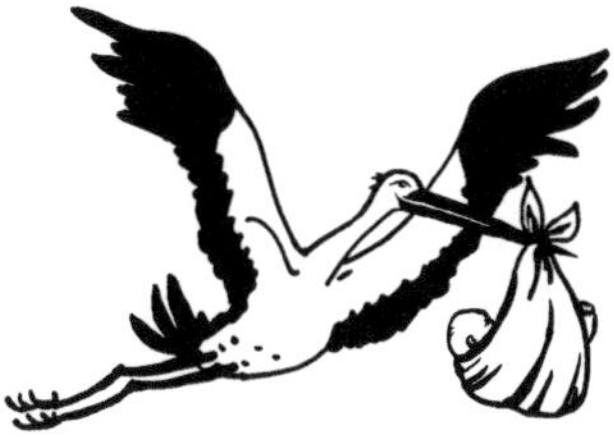

Jetzt geht's los!

Nachdem sich unsere anfängliche Scheu voreinander gelegt hatte, begann in der ersten Stunde des Vorbereitungskurses, den ich besuchte, eine nachgerade panische, teilweise wirklich absurde Fragerei, die bis zum Kursende andauern sollte. Auf eine Frage konnten wir gar nicht genug Antworten hören: Wann sollte ich spätestens in die Klinik fahren? Eine Kursteilnehmerin war besonders in Sorge. Sie habe einen sehr tiefen Schlaf. Was, wenn die Geburt einsetze, und sie bemerke es nicht?

Heute weiß ich, warum die Kursleiterin damals regelrecht keuchte vor lachen. Ja, wenn eine Frau eins in ihrem Leben bemerkt, dann eine Geburt.

Neuesten wissenschaftlichen Vermutungen zufolge gibt vermutlich ein Eiweißstoff aus der Lunge des Babys den Startschuss für die Geburt. Eine andere Theorie besagt, dass die Wehen von mütterlichen Hormonen ausgelöst werden, die in der Hirnanhangsdrüse produziert werden. Sei's, wie es sei: Die Entbindung einer Erstgebärenden setzt nicht mit einem Paukenschlag ein. Es ist, um bei den Schlaginstrumenten zu bleiben, eher eine Triangel, die das Startsignal gibt. Will heißen: »Oh Gott, Liebling, ich glaube, das Baby kommt«, aberwitzige Hasardeur-Fahrt ins Krankenhaus, die Ärzte schieben die Frau gerade noch so in den Kreißsaal rein, ein paar Pressbrüller und das Baby ist da, verschwitztes Lächeln in die Runde, uff, das war mal wirklich knapp … ist ein unterhaltsamer Film, der so nah am echten Leben ist wie der Sachverhalt, dass Richard Gere sich in eine Hure verliebt und ihr wie ein beseelter Aff' aus der Stretchlimousine mit Rosen zuwinkt.

Ein häufig auftretendes Indiz für den Beginn der Geburt ist der Abgang des Schleimes, der den Gebärmuttereingang abdichtet. Ich entdeckte das Zeugs bei einem Toilettengang vier Uhr in der Früh, yeah, war ich erleichtert, schließlich lag der errechnete Termin schon etliche Tage hinter mir. Jetzt wird's wohl gleich losgehen, dachte ich. Und wartete. Sabine, deren erste Geburt sich ebenso ankündigte, erzählte mir, wie ihr Mann sie damals panisch aufgefordert habe, sofort vom Klo aufzustehen. Man wisse ja nicht, wie schnell das Baby jetzt komme. Früher wusste man die Zeitverhältnisse besser einzuschätzen. Da war dieses »Zeichnen«, wie die Fachsprache es nennt, Hinweis für die Frau, langsam Wäsche und Geburtszimmer vorzubereiten, der Mann wurde ausgeschickt, die Hebamme zu verständigen. Das alles konnte Tage in Anspruch nehmen. Der Mann musste über den Berg kraxeln, die Hebamme informieren, die Hebamme war grad mit einer Geburt auf der anderen Talseite beschäftigt, es wurde ein Bote nach ihr geschickt, der Mann kraxelte zurück, kämpfte gegen Wölfe und böse Räuberbanden. In den meisten Fällen waren er und die Hebamme rechtzeitig vor Ort, wenn die Geburt richtig zur Sache kam. Heutzutage muss uns das klebrige Häuflein Schleim, trüb und in vielen Fällen mit Schlieren dunkelroten Bluts durchsetzt, nicht zum Aktionismus antreiben, im Gegenteil. Selten findet die Geburt am selben Tag statt, meistens dauert es noch ein, zwei Tage, bis die wirklich effektiven Wehen einsetzen.

Fast genau vierundzwanzig Stunden nach dem Abgang des Schleimes begannen meine Eröffnungswehen. Ach ja! Mit einem trüben Lächeln dachte ich an unsere hektischen Wangen während des Kurses, unsere Sorge, wir würden Eröffnungswehen nicht als solche erkennen. Bereits Wochen vor der Geburt spürten viele von uns Senk- und Übungswehen, mit denen sich die Gebärmutter langsam auf das Ereignis einstimmt. Diese Wehen waren durchaus schmerzhaft und fühlten sich bei manchen Frauen weit dramatischer an als nur, wie man immer wieder liest, ein leichtes Ziehen im Unterbauch. Dennoch – eine Eröffnungswehe ist ein anderes Kaliber. In meinem Fall fühlten sie sich die ersten zwei, drei Stunden vielleicht nicht unbotmäßig schmerzhafter an als eine Senkwehe, aber sie hatten auf jeden Fall einen anderen Charakter, hoppla, und was für einen! Eine Senkwehe ist wie die Begegnung mit irgend so einem Exfreund. Unangenehm, aber man redet ein paar Sätze mit dem Kerl und hat ihn wieder vergessen, noch bevor man um die Ecke gebogen ist. Ganz anders die erste Liebe, die ich nach Jahrzehnten unverhofft wiedersehe. Es bleibt mir das Herz stehen, ach, aber ich gebe mich hinreißend, schaffe es anständig um die Ecke, noch Stunden brennen mir Tränen in den Augen, vor Enttäuschung, Wut, Sehnsucht, der Hals ist zu, im Magen hockt ein Stein. Dieser Mann ist die Eröffnungswehe. Eine Eröffnungswehe ist ernst, sie nimmt uns ganz gefangen. Auch wenn sie noch nicht besonders stark war, musste ich dennoch für einen Moment meine Arbeit unterbrechen, die Augen schließen, bewusst ausatmen, umhergehen oder mich krümmen, das Buch beiseite legen, das Radio ausschalten. Es war dies ein Moment, in dem ich ganz in der Wehe war und sonst nirgends. Jetzt hatte es angefangen.

Ah, und da ist sie ja schon, die Stoppuhr. Ohne die sind wir verloren! Bei welchem Wehenabstand müssen wir los? Bei welcher Wehendauer in Verbindung mit welcher Entfernung bei einer durchschnittlichen Geschwindigkeit von, uff, wenn Nacht ist, ist wenig Verkehr, sollten wir dann später, gestern war eine Baustelle bei der Abfahrt, eine Umleitung hätt uns grad noch gefehlt, ist der Wagen eigentlich voll getankt, wie viele rote Ampeln sind durchschnittlich zu erwarten, jetzt kommt wieder eine Wehe, Mist, ich hab nicht gestoppt, und wenn die Gurke nicht anspringt, oh Gott, wir werden doch nicht im Straßengraben entbinden!?

Nein, werden wir nicht.

Mich haben diese 45 kursierenden Faustregeln, bei welchem Wehenabstand eine Kreißende spätestens ins Krankenhaus aufbrechen sollte, immer stutzig gemacht. Was denn nun? Drei Minuten Wehenabstand? Zehn Minuten? Gütiger, und wenn ich mich für die falsche Faustregel entscheide, könnte es sein, dass ich im Straßengraben entbinde?

Nein, natürlich schaffte ich es in den Kreißsaal.

Diese ganzen Rechenkünste sind nichts als Unsinn. Keine Schwangere mit wirksamen Eröffnungswehen wirft noch einen abwägenden Blick auf die Stoppuhr. Ich fällte die Entscheidung zum Aufbruch dort, wo die Wehe stattfindet, im Bauch. Als ich das Gefühl hatte, dass nun dringend ein Profi an meiner Seite sein sollte, fuhren wir in die Klinik. Eine frühere Kollegin berichtete mir Ähnliches. Sie, eine stocknüchterne Person, ist – mich wundert's nicht – mit einem stocknüchternen Ingenieur verheiratet, ein solider, verlässlicher Mann der Sorte v=s/t. Der fing also an zu rechnen, als die ersten Wehen einsetzten. Als meine Kollegin zwei Stunden später zum Aufbruch drängte, meinte er, laut erster Hochrechnung wäre dies definitiv zu früh, ich weiß wohl die genauen Worte nicht, die sie ihm daraufhin zubellte, jedenfalls fuhr er sie mit eingezogenem Genick schnellstens in die Klinik.

Sie schaffte es in den Kreißsaal, ich schaffte es in den Kreißsaal, natürlich waren wir viel zu früh, wie doch fast jede Erstgebärende, machen wir uns da nix vor, bitte! Auch wenn Hebammen bisweilen einen sehr hemdsärmeligen Ton pflegen: Es ist weder eine Schande noch sind wir eine Memme, wenn sich unser Muttermund bei Ankunft in der Klinik noch keinen Zentimeter geöffnet hat. Die Klinik verleiht weder einen Preis für die optimale Ankunft noch verteilt sie Schwarzlisten derjenigen, die viel zu früh gekommen sind.

Normalerweise reißt die Fruchtblase, die das Kind im Mutterleib wie eine Haut umgibt, irgendwann unter der Geburt. Bei jeder zehnten Frau allerdings reißt sie bereits vor Einsetzen der Wehen. Im Kapitel zuvor habe ich über den errechneten Geburtstermin gelästert. Die Strafe folgt auf den Fuß, denn nun brauche ich diesen Termin, um festzulegen, wann ein Blasensprung ein beruhigendes Anzeichen für den Geburtsbeginn ist, und wann er definitiv zu früh stattfindet. Bei Blasensprüngen, die vor der 38. Schwangerschaftswoche passieren, ist was nicht in Ordnung, und die Schwangere gehört sofort in die Klinik. Blasensprünge in einem zweiwöchigen Fenster um den Termin herum: Ruhe bewahren, jetzt geht's langsam los!

Ein Blasensprung kann auf verschiedene Arten geschehen. Beschreiben wir zunächst den spektakulären Fall, wie wir ihn ja immer wieder gerne in Spielfilmen sehen: Ein Platsch und die teuren Manolo Blahniks sind ruiniert, brüllen, pressen, und schon ist das Baby da. Allein, das Leben ist nicht spektakulär, ich will die Filmrolle also beiseite und die häufigere Version des Fruchtwasserabgangs einlegen, den so genannten hohen Blasensprung. Es tröpfelt. Tröpfelt so vor sich hin. Und da es bei den meisten von uns zu Ende der Schwangerschaft ohnehin tröpfelt, sind wir manchmal verunsichert, ob das nun noch das übliche Tröpfeln ist oder ein neues. (Verwirrend, nicht?) Eine Freundin, die einen hohen Blasensprung hatte, beteuerte zwar: »Ich habe sofort gemerkt, dass es Fruchtwasser war«, aber in meinem Fall war ich skeptisch, ob ich auch so intuitiv veranlagt bin. Ich konsultierte die Hebamme des Vorbereitungskurses und die riet mir zu schnuppern. Fruchtwasser riecht süßlich. Im Zweifelsfall hilft auch der Tupftest weiter: Ein Blatt Toilettenpapier an die Scheide getupft zeigt, ob das Wasser tatsächlich aus der Gebärmutter kommt. Keine Sorge, wir müssen uns jetzt kein Heimlabor einrichten, um ja all das Wasser wissenschaftlich korrekt identifizieren zu können. Nach einem »termingerechten« Blasensprung, ob hoch oder spielfilmtauglich, setzen die Wehen in der Regel spätestens ein paar Stunden später ein. Das Kind wird zwischen Blasensprung und Geburt auch nicht austrocknen: Am Ende einer Schwangerschaft wird das Fruchtwasser bis zur endgültigen Geburt des Kindes im Drei-Stunden-Rhythmus komplett erneuert.

Freilich, und dann soll es als sicheres Zeichen ja noch den berühmten Nesttrieb geben, der, so will's die Legende, immer kurz vor der Niederkunft ausbricht: Die Hochschwangere wirft sich den Kittel über und macht sich ans Hausfrauenwerk wie nie zuvor. Wie das eben so ist mit Legenden: Man kann sie glauben oder nicht. Sicher ist jedenfalls, wenn man sein Zuhause gern sauber hat, ist Putzen nicht kontraproduktiv. Ich für meinen Teil ging lieber noch mal in Ruhe zur Pediküre.

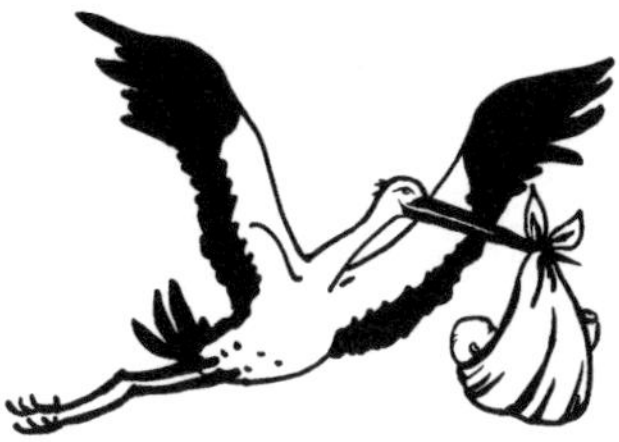

Jetzt aber los!

Ja, noch immer nix?, riefen die Leut' mir ins Telefon. Und ich wusste mir langsam auch keine Antwort mehr. Schon fünf Tage über errechnetem Termin und keine Wehen in Sicht, da konnte doch was nicht stimmen! Sollte ich denn erst platzen, damit das Baby herauskommt? Natürlich wusste ich, dass 27 Prozent aller Schwangerschaften länger als 41 Wochen dauern. Und ständig beruhigte mich jemand, Erstgebärende würden tendenziell öfter den Termin überschreiten als Mehrgebärende. Doch meine Geduld war erschöpft.

Mediziner sprechen erst ab Vollendung der 42. Schwangerschaftswoche von Übertragung, davor (40+1 bis 41+6) handelt es sich, nüchtern und undramatisch, um eine Terminüberschreitung. Ja, undramatisch sollte es sein, und doch kam ich mir vor wie eine tragische Heldin. Denn was die Klinik ab dem ersten Tag nach ET an Überwachungsmaßnahmen auffuhr, konnte auch der gelassensten Seele die Unbekümmertheit rauben. Das Baby war nicht zur Verabredung erschienen, also machten die Ärzte sich Sorgen: Wo bleibt es denn? Ist ihm was zugestoßen? Kommt es da drin überhaupt noch zurecht?

Am zehnten Tag, endlich, setzten die ersten Wehen ein. Ich war erleichtert, denn am nächsten Tag hätten die Ärzte die Geburt künstlich eingeleitet, wovor ich Angst hatte. Noch war ich nicht bereit, von meinen romantischen Vorstellungen einer natürlichen, durch eigene Wehenarbeit getragenen Geburt abzulassen. Natürlich kam es, wie immer im Leben, anders. Die Wehen kamen und gingen grad wie sie wollten, bewirkten nichts, wer weiß, woran die zerrten, am Muttermund jedenfalls nicht, und so fand ich mich am nächsten Tag leider doch als eine eingeleitete Gebärende wieder.

Bis zur Mitte des letzten Jahrhunderts versuchte man vor allem per Blasensprengung die Wehen einzuleiten. Diese Methode wird heute nur noch selten angewandt. Der erste Einleitungsversuch ist meistens der sagenumwobene Wehencocktail, dessen Zusammensetzung sich von Hebamme zu Hebamme unterscheidet. Dabei wird Rhizinusöl mit anderen Zutaten gemischt, ich musste noch Prosecco, Aprikosensaft und Mandelmus dazurühren. Diese Cocktails haben eine wirklich heftige abführende Wirkung. Durch die brachiale Anregung des Darmes soll auch die Gebärmutter in Schwung kommen. Bei einer Freundin setzten die Wehen drei Stunden nach dem Cocktail ein, ich soff das Zeug vier Tage lang (man erkennt daran den Grad meiner Verzweiflung), und es tat sich nichts.

Medizinisch beginnen die meisten Einleitungen mit einem Prostaglandinzäpfchen, das an den Muttermund gelegt wird. Prostaglandin – eine hormonähnliche Substanz, die auch im Samen des Mannes enthalten ist – befördert die Reifung des Muttermundes, der sich dann innerhalb weniger Stunden mit Wehen öffnet. Ist der Muttermund bereits reif, arbeiten Geburtshelfer mit synthetischem Oxytozin. Dieses Hormon regt die Kontraktion der Uterusmuskulatur an. Der Vorteil von Oxytozin: Der Körper baut es rasch ab (die Halbwertszeit beträgt nur wenige Minuten), sodass es relativ bedarfsgerecht dosiert werden kann. Die Oxytozin-Gabe erfolgt über eine Veneninfusion, die in der Regel über die gesamte Geburt läuft.

Nichts treibt einer Frau dermaßen restlos ihre romantischen Vorstellungen von Entbindung aus wie eine eingeleitete Geburt. Früher dachte ich immer, Einleitung, das sei ein Anschubsen, der Rest laufe dann von selbst. Die Realität? Es dauert das Anschubsen meistens bis zur Austreibungsphase. Und bei vielen Geburten, so auch bei meiner, bleibt es nicht beim Anschubsen allein.

Als ich mich an die Niederschrift dieses Kapitels machte, zögerte ich. Sollte ich die Entbindung meines Sohnes wirklich unter dem Thema eingeleitete Geburt behandeln? Hatte es nicht vielmehr an mir allein gelegen, der offensichtlichen Unfähigkeit meines Körpers zu effektiver Wehenarbeit, dass die Geburt meines Sohnes so … betreuungsintensiv gewesen war? So vieler Hilfsmaßnahmen bedurft hatte? Waren nicht die Mühsalen meiner Geburt das eine, medizinische Einleitungsmaßnahmen das andere? Auf der Suche nach einer Antwort stöberte ich ein bisschen in den Bibliotheken herum und wurde belohnt mit einer sehr interessanten Studie von Beate Schücking und Clarissa Schwarz. Die beiden Wissenschaftlerinnen haben in einem Forschungsprojekt der Universität Osnabrück zur »Technisierung der ›normalen‹ Geburt – Interventionen im Kreißsaal« über eine Million Geburten in Niedersachsen zwischen 1984 und 1999 ausgewertet. Ihre Studie zeigt, dass eingeleitete Geburten generell medizinisch sehr betreuungsintensiv sind. Im Vergleich zu Geburten mit spontanem Weheneinsatz (also dem ohne Hilfsmittel) wurde während eingeleiteter Geburten zu 60 Prozent öfter wehenbeeinflussend interveniert, zum Beispiel durch die Verabreichung wehenfördernder Mittel als auch solcher zur Tokolyse, Wehenhemmung, die eine übermäßig starke Wehentätigkeit regulieren sollen. Eingeleitete Geburten erforderten 50 Prozent mehr invasive Überwachungsmethoden (darunter zählen das interne CTG und die Fetalblutanalyse), und sie endeten fast doppelt so häufig mit einem Kaiserschnitt. Auch die Rate der vaginal-operativen Maßnahmen (Dammschnitt etc.) war um ein Drittel höher. Das Forschungsprojekt zeigte weiter einen Zusammenhang zwischen geburtseinleitender Intervention und Komplikationen. Bei den eingeleiteten Geburten trat fast doppelt so häufig ein verzögerter Geburtsverlauf bzw. Geburtsstillstand in der Eröffnungsperiode ein und fast doppelt so häufig eine verstärkte Nachblutung.

Neben diesen medizinischen Ergebnissen scheint mir eine Beobachtung der Studie besonders interessant zu sein, da sie – als statistischer Wert – etwas bestätigt, was wir Frauen hinter vorgehaltener Hand längst vermutet haben: Eine eingeleitete Geburt ist schmerzhafter als eine spontan einsetzende. Die Wehen sind stärker, länger und schmerzvoller als im normalen Fall, die Pausen dazwischen kürzer. Schücking und Schwarz stellten fest, dass Frauen, deren Geburt durch eine einleitende Intervention beschleunigt wurde, im Vergleich zu Frauen mit spontanem Wehenbeginn fast doppelt so häufig eine PDA benötigten. Ich kenne vier Frauen, bei denen die Geburt eingeleitet wurde. Diese vier sind es auch, die die Wehen in den drastischsten Tönen schilderten – ›ich brüllte wie ein Schwein‹ gehört dabei noch zu den harmloseren Varianten.

Muss eine Geburt denn unbedingt eingeleitet werden? Kann man sich, verdammt noch mal, nicht in Geduld üben? Ach, wenn's Leben bloß eine einfache Angelegenheit wäre! Beate Schücking und Clarissa Schwarz jedenfalls konnten nur feststellen, dass in dem von ihnen beobachteten Zeitraum die Babys nicht gesünder auf die Welt kamen, dies trotz steigender Einleitungsraten. Es hat die eingeleitete Geburt den Gesundheitszustand der Babys statistisch also nicht verbessert. Doch rechtfertigt das zu warten? Je länger eine Schwangerschaft dauert, desto größer wird eben die Wahrscheinlichkeit einer Fehlfunktion der Plazenta, und das Kind ist nicht mehr ausreichend versorgt. Allein, dies sicher festzustellen ist auch mit den modernen Überwachungsmethoden nicht möglich. CTG und Doppler-Ultraschall liefern zwar verlässliche Hinweise, dass noch alles in Ordnung ist, doch tun sie dies eben nur im Moment der Untersuchung. Wie es dem Baby drei Stunden später gehen wird, darüber sagen sie nichts.

Infusionen, CTG, PDA, möglicherweise Fetalblutanalyse, Katheter und Kaiserschnitt – dies alles sind Maßnahmen, die dem Erlebnis Geburt wahrlich viel an Natürlichkeit nehmen. Die

Frau wird mit Medikamenten abgefüllt und an einen Gerätepark angeschlossen, so ist das. Ich, die ich sämtliche dieser Freuden ertragen durfte, vergaß zwischenzeitlich, dass ich gerade ein Kind auf die Welt bringe. Es war diese Geburt ein Akt der Entfremdung für mich. Eine Erfahrung, die viele »eingeleitete« Frauen teilen. Doch was wären meine Alternativen gewesen? Im Zweifelsfall gegen die Klinik entscheiden und darauf hoffen, dass effektive Wehen doch noch auf natürlichem Weg einsetzen? Wie lange hätte ich auf diese Wehen warten sollen? Noch zwei Tage? Gar fünf? Und wem hätte ich die Schuld gegeben, wenn mein Baby zu lange unterversorgt gewesen und nicht gesund auf die Welt gekommen wäre?

Es steht mir in ein paar Monaten eine zweite Entbindung bevor. Noch bin ich von der ersten traumatisiert, das geb' ich zu. Doch bevor ich mit der Gesundheit meines Babys va banque spiele, würde ich mich unbenommen noch einmal den Schrecknissen einer Einleitung unterziehen. Da bin ich echt kein Gott-wird's-richten-Naturfreak.

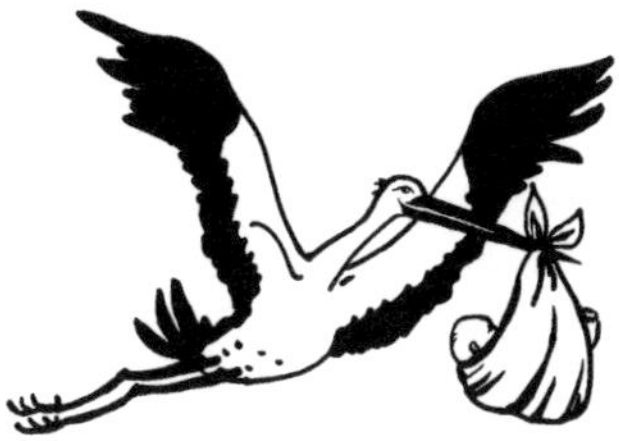

Entbindungsakrobatik: Kleine Stellungslehre

Strohsack, Hängeseil, Wanne, Geburtsrad, Pezziball, Sprossenwand – ich war bass erstaunt, als ich das erste Mal einen Kreißsaal betrat. Vorsichtig inspizierte ich diese Geräte, die mich, ich will es zugeben, verunsicherten, denn ich hege eine gewisse Abscheu gegen jede Form der Leibesertüchtigung. Ich wurde nachdenklich: Sollte ich nicht besser noch einen Kurs besuchen, der mich ausreichend in den Gebrauch dieser Gebärmöbel einweihte? War der Kreißsaal zur Turnhalle geworden? Entbindung gar ein Zirkeltraining?

Schön wär's.

Aus urzeitlichen Überlieferungen wissen wir, dass Babys seinerzeit hockend, sitzend, kauernd oder kniend geboren wurden. Auch in der Antike legte sich keine Frau zum Gebären hin, und im Mittelalter galt es gar als Schande, im Bett liegend niederzukommen. Erst in den letzten zweihundert Jahren wurde die liegende Gebärposition zunehmend populärer. Heute, im Deutschland des 21. Jahrhunderts, werden die meisten Kinder liegend geboren. Mit viel Abstand folgen die Seitenlage, die sitzende Position (Gebärhocker, Geburtsrad, Gynäkologenstuhl), der Vierfüßler-Stand, hockend, kniend und schließlich hängend (an einem an der Decke befestigten Seil oder am Partner).

Ein Fortschritt ist unsere Neigung zur Horizontalen nicht. Die liegende Position ist, obwohl am beliebtesten, die schlechteste von allen. Hartgesottene Alternativgeburtsmediziner meinen sogar, nur im Kopfstand sei es noch schwieriger zu gebären. Sei's, wie es sei: Aufrechte und halb aufrechte Gebärpositionen sind vor allem aus Gründen der optimalen Muskelspannung und der Schwerkraft tatsächlich vorteilhafter.

Ich will ehrlich sein: Es ist nicht so, dass ein Baby bei vertikaler Position gleichsam herausflutscht, während wir in der Horizontalen Kräfte aufwenden müssen, die die Welt aus den Angeln heben. Ich bitte Sie! Wenn es sich tatsächlich so verhielte, würden wir uns ab der 40. Woche hinsetzen und erst wieder aufstehen, wenn das Kleine gleichsam herausgeflutscht ist. Wir sind vielleicht ein bisschen überzivilisiert, aber nicht blöd. Die Lobpreisungen der vertikalen Gebärpositionen sind wirklich mit Abstrichen zu versehen. Geburt ist, ob wir nun irgendwo hängen, hocken oder Muskeln optimal spannen, nie eine leichte Angelegenheit.

Die Accessoires der alternativen Geburtsmedizin können vor allem in der Eröffnungsphase hilfreich sein, die Wehen zu verarbeiten. Meine ersten Wehen verringerten sich um ein Viertel Dezibel, wenn ich ihnen auf dem Pezziball begegnete, später half mir die Ballettstange eine gar absonderliche Haltung einzunehmen, mit der ich den Wehen auszuweichen versuchte, nicht, dass dies wesentliche Linderung gebracht hätte, aber irgendwas meint man ja machen zu müssen in seiner Not. Eine ehemalige Kollegin meines Mannes erzählte mir, sie habe sich auf dem Höhepunkt der Wehe im Hängeseil weit nach vorne gebeugt, so konnte sie den Schmerz am besten herausbrüllen. Auch was wert, das. Die Bewegungsmöglichkeiten sind vielfältig wie die Wehen. Viele Frauen wollen nur ihre Ruhe und kauern beleidigt auf der Gebärinsel, hie und da ein richtig giftiges Wort brüllend. Jeder Frauenkörper weht anders.

Dies soll ein kurzes Kapitel werden. Denn es ist wirklich verschwendete Zeit, sich vor Wehenbeginn mit Gebärmöbeln zu beschäftigen. Diese Geräte klingen kompliziert, sie sind es nicht: Es handelt sich um vollkommen banale Hilfen, das Stehen, Hocken, Sitzen unter der Geburt zu erleichtern. Wenn etwas an einer Geburt mühelos ist, dann der Gebrauch der Gebärmöbel. Mit Sport haben die überhaupt nichts zu tun, wunderbar wär's zwar: Geburt eine Sportart, aber so einfach ist das Leben eben nicht. Den Gebrauch von Pezziball, Hängeseil, Gebärhocker, Gebärrad, Sprossenwand, Ballettstange, Geburtsmatte, Strohsack und Kollegen lernen wir dann, wenn wir sehr, sehr, sehr viel Zeit dazu haben: in der unverschämt langen Eröffnungsphase. Ich, die ich sämtliche Geräte nachgerade verzweifelt auf ihr Linderungspotenzial überprüfte, weiß zu berichten: Wir werden nicht daran festgeschnallt, eingehakt, mit der Hebamme verknotet, von der Decke herabgelassen oder an ihr aufgehängt, es sind keinerlei Beweglichkeit, Sportlichkeit, Kondition vonnöten, und die Hebammen sind keine Punktrichterinnen, die unseren Einsatz am Gerät nach einem ausgeklügelten System bewerten und die Rangliste später auf der Wöchnerinnenstation aushängen.

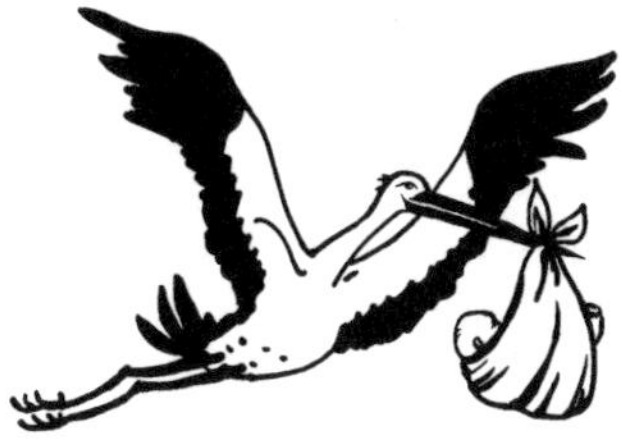

Freischwimmer

Mein Cousin erzählte mir von der Kreißsaalführung. Als die Gebärwanne vorgestellt wurde, habe eine Frau gefragt, ob Hebamme und Arzt eigentlich mit im Wasser wären. Dreißig werdende Eltern hätten mit dem Kopf genickt – ah ja, gute Frage –, nur er, mein Cousin, habe sich angesichts von so viel Dämlichkeit totgelacht. Ich antwortete, wer ist dämlich, ich versteh das nicht, wie isses denn jetzt, hockt die Hebamme mit in der Wanne oder was?

Wassergeburt ist eine recht neue Gebärmethode. Natürlich nicht neu für unsere lieben Naturvölker, denen wir das Wassern der Kreißenden abgeschaut haben, aber neu für uns hier in der westlichen Welt. Der Russe Igor Tjarkovskij führte zwar schon 1963 Experimente mit der Unterwassergeburt durch, in Deutschland hatte die Gebärwanne allerdings erst 1992 Premiere (das war in Köln). Die Zahl der Fans der Wasserentbindung stieg rasch an. Heute hat fast jede Klinik, die was auf sich hält, die Gebärwanne in ihrem Programm. Gleichwohl haftet der Geburt im Wasser noch immer etwas Sagenumranktes an: Jeder hat was gehört, doch keiner weiß Genaues. Auch in meinem Vorbereitungskurs war die Wassergeburt immer wieder gern diskutiertes Thema. Ich stellte fest, dass die Frauen mit der Wanne vor allem eine Hoffnung verbanden: Es tut darin weniger weh. Ist das so?

Die Theorie sagt, das warme Wasser wirke entspannend auf die Kreißende, die Wehen seien daher weniger schmerzhaft. Nur, wie lässt sich das beweisen? Ich denke an die Freundin meines fröhlichen Cousins, die dann tatsächlich eine Wassergeburt hatte. In Kerstins Fall ging das entspannende, schmerzlindernde Wasser jedenfalls gründlich den Bach runter, die Geburt war monströs, mit Sternchen vor den Augen und stundenlangen Schmerzensschreien. Als ich sie fragte, ob das Wasser denn Linderung gebracht habe, war sie, glaube ich, kurz davor, mir was überzubraten.

Ist die schmerzfreie Wassergeburt eine Mär? Auf der Suche nach einer wissenschaftlichen Erkenntnis fand ich leider nur Erklärungen für die mögliche positive Wirkung des Wassers, aber keine stichhaltigen Beweise. Nach Sichtung diverser Abhandlungen weiß ich Folgendes: Unbestritten ist nur der physiologische Effekt von warmem Wasser, seine muskelentkrampfende Wirkung. Mehr jedoch kann eine Wissenschaft, die sich an die nachweisbaren Fakten hält, nicht feststellen.

Dass das warme Wasser eine entspannende Wirkung hat, kann ich indes aus eigener Erfahrung bestätigen. Nach der zweiten Wehennacht ließ mir die Hebamme frühmorgens ein Bad ein. Und wahrlich, ich verschlief darin für einige kostbare Minuten dreimal eine Wehenpause. Das war es wert. Nun war auch die dämliche Frage beantwortet, über die sich mein Cousin so köstlich amüsiert hatte. In der Gebärwanne sitzt nur die Gebärende. Arzt, Hebamme und Partner agieren vom Wannenrand aus. Dass ich die Wanne nach einer Stunde wieder verließ, lag an der PDA, die nun, endlich!, gelegt wurde, so viel also auch in meinem Fall zur schmerzstillenden Wirkung des warmen Wassers. Verläuft die Geburt normal und fühlt sich die Frau den Wehen ohne PDA gewachsen, gibt es jedoch keinen Grund, dass sie die Wanne, sofern sie sich wohl darin fühlt (so wohl man sich eben fühlt, wenn man gerade am Entbinden ist), wieder verlässt. Das Neugeborene kann so lange unter Wasser bleiben, bis die Nabelschnur durchtrennt wurde. Ein Atemschutz-Reflex verhindert, dass es unter Wasser zu atmen versucht und Luft in die Lunge gerät. Auch um Blut, Keime und dergleichen muss man sich nicht bekümmern. State-of-the-

Art-Wannen verfügen über effektive Filteranlagen, und in einem guten Haus streifen sich Hebamme und Arzt ohnehin noch Gummihandschuhe über, wenn's zur Sache geht.

Im Kapitel zuvor äußerte ich mich skeptisch über die Heilsversprechen der alternativen Gebärmöbel. Ich will die Wanne von dieser Skepsis nicht ausnehmen. Die Erfahrungsberichte, die ich sammelte, sind zu unterschiedlich, als dass in der Wasserentbindung ein sicherer Trost liegen würde. Was kommt, das kommt. Es gab Frauen, die hoch motiviert in die Wanne stiegen – yeah, Wanne, jetzt wird alles gut! – und enttäuscht feststellten, dass sie sich grauenvoll darin fühlten. Es gab Frauen, die stiegen, der subtilen Dominanz der Hebamme sei Dank, nur unter Protest ins Wasser und waren bass erstaunt, dass der Himmel ihre Gebete für eine erträgliche Geburt offensichtlich erhört hatte. Jeder Frauenkörper weht anders, und die Wanne ist, wundert es uns, keine Allzweckwaffe. Wenn's so wäre, würden wir uns in der vierzigsten Woche zu Wasser lassen und warten, dass ein kleiner Freischwimmer aus unserem Bauch krault.

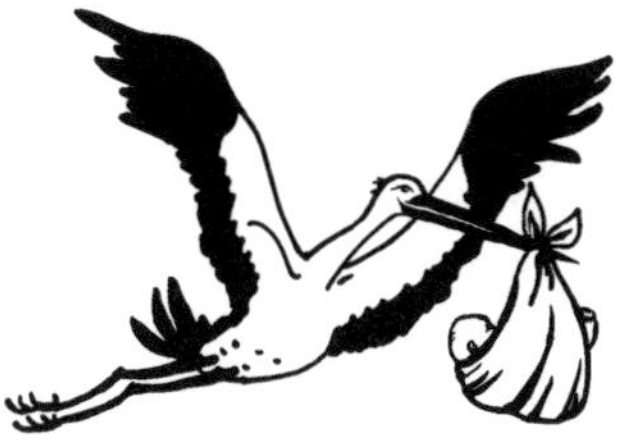

»Für mich war's auch nicht leicht«: Der Partner im Kreißsaal

Wir kennen die Berichte unserer Mütter und Großmütter, die von großer, angstvoller Einsamkeit im Kreißsaal handeln. Meine Mutter wurde während der Wehen stundenlang sich selbst überlassen, währenddessen mein Vater nachts um drei die Balkonblumen goss, so sehr war er in Sorge. Als ich nachfragte, warum die Männer damals nicht die Hand ihrer Frauen hielten, bekam ich empört zu hören:

Das hielte ein Mann doch nie aus!

Erst Anfang der siebziger Jahre wurde es langsam gesellschaftsfähig, dass die Väter in spe bei der Entbindung dabei sind. Damals war es ungefähr jeder Fünfte, der den Schritt hinter die Türen des Kreißsaals wagte. Heute kommt es nur noch selten vor, dass der Mann außen vor bleibt – neun von zehn Vätern stehen ihrer Partnerin vor Ort bei. Statistisch gesehen ist die Anwesenheit des Mannes eine Selbstverständlichkeit. Außer Frage hingegen steht sie nicht. Auch wir Frauen heute sind uns nicht wirklich sicher, ob der Mann das Erlebnis Geburt tatsächlich aushält.

In unserem Vorbereitungskurs erklärte die Hebamme beim Partnertag, dass der Damm zur vorbereitenden Dehnung massiert werden soll. Sie forderte die Männer auf, diese Massage zu übernehmen, sie beispielsweise ins tägliche Zu-Bett-geh-Ritual zu integrieren, es wäre dies eine gute Übung, den Unterkörper ihrer Frau unter dem nicht-sexuellen Aspekt kennen zu lernen.

Ich betrachtete die Gesichter um mich herum und stellte fest, dass diese Form von anatomischer Intimität nicht jedem Paar angenehm war. Verkrampfung ist wohl noch die freundlichste Beschreibung dessen, was sich auf dem Gesicht einiger Männer abzeichnete, auch und vor allem auf dem des meinen. Ich geriet ins Nachdenken. Sollte ich besser allein entbinden? Bei einer Geburt haben Schamgrenzen schließlich nichts zu suchen. Der Körper der werdenden Mutter ist während des Kreißens seiner Intimzone beraubt. Da wird nichts verhüllt, im Geheimen gelassen, in allen Farben fließen, auch vor der endgültigen Ankunft des Babys, diverse Körpersäfte, und die Vagina dehnt sich auf einen Durchmesser, dass der Mann sich lächerlich vorkommen wird, denkt er in diesem Moment an die ach so beglückende Größe seines Penis.

Hält der Mann das aus? Wollte ich überhaupt so viel Intimität? Mein Mann und ich sind voreinander noch nie auf Toilette gegangen. Waren jene Männer, die bei jeder vaginalen Untersuchung ihrer Frau anwesend sind, kreißsaaltauglicher?

Ich wischte meine Bedenken mit einer Verhaltensstrategie beiseite, die für die meisten Erstgebärenden typisch ist: Ich werde mich zusammennehmen, dieses Unkontrolliert-Körperflüssigkeiten-Ausscheiden passiert mir nicht, ich werde die Wehen beatmen, aber nicht brüllen, und ich lasse auch meine Unterhose so lange wie möglich an.

Man kann sich im Leben diverse Male irren. Dies ist so ein Fall.

Es ist, wie es ist: Eine Frau kann ihrem Partner das Erlebnis Geburt nur abnehmen, indem sie ihn vor die Tür verbannt.

Mein Mann war also während der 60 Stunden Wehen und des anschließenden Kaiserschnitts fast ununterbrochen an meiner Seite. Hat er Schaden erlitten?

Ich habe den Eindruck, dass mein Mann das Erlebnis Geburt lange nicht vergessen konnte. Aber das Erlebnis wirkte nicht in die Praxis unseres täglichen Miteinanders nach, er trug es nicht in unseren Badezimmeralltag hinein. Wir waren auch nach der

Geburt noch die Frau und der Mann, die wir davor gewesen waren. Es waren keine (freiwilligen) Schranken niedergerissen, keine Intimzonen geplündert, ich war nicht gläsern. Nie hätte mein Mann gesagt oder auch nur gedacht, kannst die Klotür offen lassen, ich weiß jetzt, wie das bei dir aussieht. Ich fragte im Freundeskreis, ob es Nachwirkungen gegeben habe. Nein. Keiner empfand nach einer Entbindung Angst oder gar Ekel vor dem Körper seiner Frau. Schuld, wenn es eine schwere Geburt war (»Wie konnte ich ihr das nur antun?«), Respekt vor der Urgewalt der Natur (»Da stehst du hilflos da, ein Trottel, nichts weiter«). Aber Ekel? Nein.

Warum ist das so? Der Gebärvorgang ist von den ersten Minuten an ein Erlebnis, das, es mag seltsam klingen, vollkommen außerhalb dessen steht, was wir Zivilisation nennen. Es wirken Kräfte, die wir in unserem Alltag vergeblich suchen. Es hat die Wirklichkeit der praktizierten Intimität eines Paares nichts mit derjenigen zu tun, der sie im Kreißsaal ausgesetzt sind. Gebären ist etwas Einmaliges, und gerade weil es so einmalig ist, bleibt das körperliche Geburtserlebnis dort, wo es stattfindet: Im Kreißsaal. Ich habe vor der Geburt meine Tampons nicht in Anwesenheit meines Mannes gewechselt und fing als Mutter erst recht nicht damit an. Das eine ist der Alltag, das andere ist die Geburt.

Meine Studienfreundin Sabine erzählte mir von der Geburt ihres zweiten Kindes, bei der nur die Hebamme und der Arzt dabei waren. Ihr Mann wartete mit der kleinen Tochter außerhalb des Kreißsaales, die Wehen hatten so schnell und heftig eingesetzt, dass keine Zeit mehr geblieben war, das Mädchen beim Babysitter abzuliefern. Sabine meinte, sie habe bei der zweiten Geburt besser die Sau rauslassen können (O-Ton), es wäre keiner dabei gewesen, auf den sie hätte Rücksicht nehmen müssen. Genau so ist es!, würde jetzt Michel Odent ausrufen. Der französische Mediziner ist der Begründer der Sanften Geburt, von der wir ja alle schon was gehört haben (und an die wir so gerne glauben würden). Vor 30 Jahren propagierte Odent die

Entbindung im Wasser, sein Wort in Sachen Geburtshilfe zählt seit Jahrzehnten. Der Mann ist mittlerweile über siebzig, 2001 erschien sein vorerst letztes Buch, »Die Wurzeln der Liebe«[9]. Es behandelt unter anderem die Frage, ob Väter im Kreißsaal nicht eher ein Hindernis sind.

Odent will herausgefunden haben, dass ein Mann die Frau vom Gebären ablenke. Im Bemühen, seiner Partnerin den Schmerz zu erleichtern, neige der Mann dazu, dauernd mit der Kreißenden zu reden. Auf diese Weise zwinge er sie, mit der intellektuellen Seite ihres Gehirns präsent zu bleiben, die Frau könne nicht ungehemmt auf ihren Körper hören, könne sich nicht »auf einen anderen Planeten« begeben (wie es der Geburtsakt jedoch erfordere). Folge: Sie fühle sich für ihren Partner verantwortlich und verlange öfter nach Schmerzmitteln.

Empirische Daten, die Odents These untermauern, gibt es freilich nicht (wie wollte man das auch messen?). Abgesehen davon habe ich bisher keine Frau getroffen, die von sich behauptet, wäre mein Mann nicht dabei gewesen, ich hätte locker auf eine PDA verzichtet.

Sei's drum, ich will das von Odent beobachtete Phänomen, die Frau brauche in Anwesenheit des Mannes mehr Schmerzmittel, mal als zutreffend annehmen. Bittschön, das soll ein Argument *gegen* den Partner im Kreißsaal sein? Der französische Geburtsguru mag ja bei noch so vielen Entbindungen dabei gewesen sein, wie sich Wehen tatsächlich anfühlen, ahnt er nicht. Seine wertenden Aussagen über den Einsatz von Analgetika sind nichts als Trockenschwimmübungen. Den Mann außen vor lassen, damit die Frau weniger Schmerzmittel braucht? Ich kann mich nicht entscheiden, ob ich das bloß männlich-arrogant (»Meine Frau hat alle unsere Kinder ohne Betäubung entbunden, das gehört dazu«) oder schlicht sadistisch nennen soll.

Vielleicht sollte ich Odents Beobachtung anders interpretieren: Die Anwesenheit ihres Partners hilft der Frau, sich von den Wehen nicht alles gefallen zu lassen. Hebammen hören doch den ganzen langen Tag nichts als kreißende Frauen, für sie, die Abgestumpften, ist das normal. Schmerzen, brüllen, kreischen? Na und! Hab ich jeden Tag viermal. Angesichts dieser – mitunter recht abgebrühten – Haltung kann sich die Kreißende schwer tun, die Hebamme um Analgetika anzugehen. Ist der Mann dabei, traut sie sich das eher. Immerhin ist auch er überrascht, wie stark solche Wehen sind, und hält das, wie seine Partnerin, eben keineswegs für alltäglich. Mir jedenfalls hat sehr geholfen, dass mein Mann ebenso bestürzt über den gellenden Schmerz war wie ich. Unser Partner kann uns das Körperliche nicht abnehmen. Aber er kann uns helfen, mit Nachdruck nach dem Anästhesisten zu schreien.

Hält ein Mann das Geburtserlebnis aus? Ja. Vielleicht steckt er es nicht immer locker weg, doch warum soll es ihm anders gehen als der Frau? Genau darin liegt die große Chance einer gemeinsam erlebten Entbindung. Anders als unsere Väter, die ihre hübsch frisierten Frauen vor und nach den Wehen sahen, aber nie dazwischen, wissen die heutigen Väter, dass Geburt wahrlich keine Kitschpostkarte ist. Mein Mann, der das gesamte Drama mitmachte, Schmerzen, Körpersäfte, Schreie und die vielen anderen brachialen Kräfte, erwartete jedenfalls nicht von mir, gleich nach der Entbindung der schier platzende Glücksboppel zu sein, als den unsere Gesellschaft die junge Mutter stets kolportiert. Ich glaube sogar, das wäre ihm seltsam vorgekommen. Stattdessen teilten wir die ersten Tage danach unsere Erschöpfung, auch die Verstörung, den fassungslosen Respekt und diese seltsame Mischung aus Trauer und Lachen über die Geburt und das wunderbare kleine Wesen, das sie hervorgebracht hatte. Das ist viel wert gewesen.

Ich fragte ihn später, ob er einmal den Wunsch verspürt habe, vor der Tür zu warten. Und er verneinte. Mit mir in seiner Nähe hätte er weniger Angst gehabt.

Und das ist es, um was es geht, wenn Mann und Frau gemeinsam zur Entbindung gehen: Es ist nicht Paartherapie, nicht hektisches Duftlampenentzünden, Massieren oder Lieblings-CD-Auflegen, es ist nicht Emanzipation, nicht gläserne Partnerschaft oder Elternschaft in a nutshell. Nein, es ist viel größer und auch romantischer: Mann und Frau versuchen einander die Angst zu nehmen.

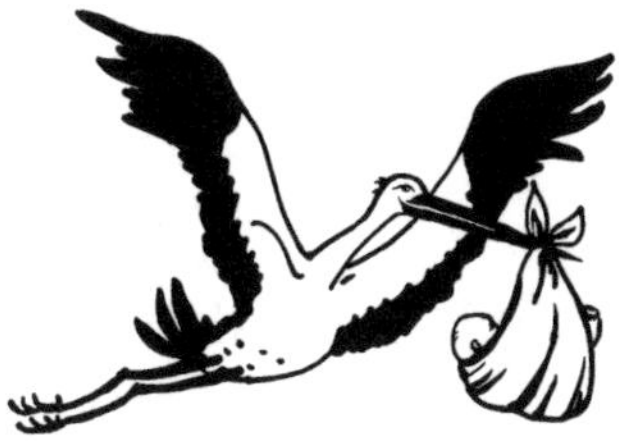

Wehen: Think positive?

Wehen? Hört sich nach schmerzvoller Arbeit an, das.

Ja. Und leider ist, wenn wir ehrlich sind, an diesem Satz überhaupt nicht zu rütteln. Allein – kaum eine Frau spricht ehrlich über Wehen.

Ich telefonierte mit meiner Cousine, sie war im sechsten Monat schwanger. Wir unterhielten uns über die Entbindung, und ich sagte zu ihr: »Ach, das ist alles halb so schlimm.«

Wie bitte?

Noch während ich den Hörer auflegte, wurde mir klar, dass ich soeben eine der unverschämtesten Lügen von mir gegeben hatte, die in Bezug auf Wehen kursieren: Es ist alles halb so schlimm.

Es gibt wohl kaum eine Erstgebärende, die nicht wissen will, was bei der Geburt auf sie zukommt. Sie hört viel, nur leider selten die Wahrheit. Hinter vorgehaltener Hand heißt es, man wolle die Frau schonen, ihr keine Angst machen, durch die Geburt müsse sie durch, so oder so. Erweist man ihr mit dieser Strategie tatsächlich einen Gefallen? Mir jedenfalls wäre es die ersten Tage als Mutter leichter ums Herz gewesen, hätte ich vorher gewusst, dass Geburtswehen eigentlich nicht zu ertragen sind. Dann wäre ich froh gewesen, es einfach nur hinter mir zu haben, froh, erleichtert, stolz. Es hätte mir, wäre ich auf ihn eingestellt gewesen, der monströse Geburtsschmerz nicht diese nackte Angst eingeflößt, die mich noch Tage danach gefangen hielt und die es mir nur schwer ermöglichte, meinem Kind unbefangen zu begegnen. Doch weil mich niemand über diesen Schmerz aufgeklärt hatte, dachte ich, eine Ausnahme zu sein. Ja, offensichtlich war ich wohl die einzige Frau auf Erden, die sich von ihren Wehen derart restlos hatte überwältigen lassen.

Die ersten fünf, sechs Stunden Eröffnungswehen konnte ich verarbeiten, wie ich es im Vorbereitungskurs in immer gleichen Atemübungen gelernt hatte: »Komm, mach dich aaaaauuuuuuuf, mach dich weeeeeeeit, das Kind möchte raaaaauuuuuuus.«[10] Dann wurden die Wehen stärker. Und stärker. Und – hier fehlt mir schlicht das Wort. Der Schmerz … überrollte mich. Ich brüllte, ich zitterte, ich weinte. Ich war so verzweifelt. Das musste doch an mir liegen, dass dies hier so ganz anders lief, als es laufen sollte, da stimmte doch was an meiner Einstellung nicht, wollte ich das Kind überhaupt?, was dachten die Hebammen von mir, die lachten sich ja tot, ich wollte Mutter werden, wo ich nicht einmal die kleine Übung der konstruktiven Wehe hinbekam, sondern nur hilfloses Wimmern und Gebrüll im Wechsel? Nein, diese erste Prüfung hatte ich definitiv nicht bestanden.

Erst Wochen und Monate später, als ich mit anderen Müttern über ihre Entbindungen sprach, stellte ich fest, dass mein Kreißsaalerlebnis absolut real life gewesen war. Mir fiel ein Stein vom Herzen. Es lag nicht an mir, dass die Wehen eine unfassbare Tortur gewesen waren. Sondern an den Wehen. Was für eine Erkenntnis!

Was hören wir vor der Geburt? Man könne Wehen veratmen. Richtig beatmet schmerzten Wehen nur halb so schlimm: »Immer wieder gilt: Think positive! Aufbauende Anfeuerungen wie ›Komm, liebes Baby!‹, ›Gleich bist du da!‹ oder ›Ich schaff's, ich schaff's!‹ sind neben einer bejahenden Grundeinstellung eine tadellose Voraussetzung für eine schmerzarme Geburt – und lassen Endorphine fließen.«[11]

Wunderbar! Think du nur positive, dann tut's auch nicht weh! Welche Erstgebärende liest das nicht gerne? Diese Indoktrination ist doppelt raffiniert. Sie beruhigt uns, indem sie uns eine »schmerzarme Geburt« in Aussicht stellt. Vor der Entbindung werden wir unsere Zeit also mit Atemübungen verschwenden, statt uns über Möglichkeiten der Betäubung zu informieren, denn wo kein Schmerz, da auch keine Narkotika vonnöten. Stundenlang übten wir im Vorbereitungskurs, in den Bauch zu atmen, als ob dies der heilige Gral der Entbindung sei. Nach der Geburt hielten wir beschämt den Mund. Denn der Mythos der Geburt, die sich gut aushalten lässt, sichert sich mit der korrekten Mutti-Einstellung ab. Natürlich, die Vorfreude aufs Kind macht die Wehe erträglich. Die Realität im Kreißsaal sieht zwar anders aus, doch es wird kaum eine frischgebackene Mutter geben, die sich hinterher beklagt. Denn wer von uns wollte schon in Verdacht geraten, keine bejahende Haltung zu ihrem Baby gehabt zu haben?

Als ich am Tag nach der Geburt mit einer Stationsschwester über die Erbarmungslosigkeit der Wehen sprechen wollte, schmetterte sie mich mit dem unfairsten aller Argumente ab: Mein Baby, dieses kleine Wunder, entschädige mich doch für jede Qual. Das Argument kam mir bekannt vor, ich hatte es während der Spätschwangerschaft oft gehört (und natürlich lammfromm geglaubt). Sobald das Kind auf der Welt ist, werden deine Wehen und die Geburtsarbeit wie weggeblasen sein. Vergessen. Ach was, so ein Unsinn! Mutterglück führt nicht zur Amnesie. Ich meine, sind wir ehrlich, wenn wir wirklich alles vergessen würden, sobald wir das Kind in den Armen halten, müssten wir uns dann nicht auch fragen, woher auf einmal dieses Kind kommt? Die Mütter, die ich in der Spielgruppe meines 18 Monate alten Sohnes kennen gelernt habe, können sich, nach eineinhalb Jahren, jedenfalls noch bestens an jedes Wehendetail erinnern, an jedes. Und es beschäftigt sie (und mich) die Wehenerfahrung immer noch, sonst würden wir wohl kaum so oft davon sprechen.

Entschädigt uns das Baby wenigstens für die brüllenden Qualen? Ich will umgekehrt fragen: Warum muss das kleine Wesen, kaum auf der Welt, schon so viel leisten? Tun wir dem Kind und uns mit diesem Erwartungsdruck Gutes? Ist dies ein entspannter Einstieg in die Mutter-Kind-Beziehung? »Das Kind entschädigt mich« – wollten wir genau das nicht anders machen als unsere Mütter? Der Schmerz ist das eine und das Kind das andere. Und jedem, der dies psychologisch verknüpft und in eine kausale Linie bringt, ist schon vor langer Zeit sein Verstand abhanden gekommen.

Dass man sich sein Glück unter Schmerzen erkämpfen muss, ist ein ur-protestantisches Argument, und es wird tatsächlich nur in Deutschland verwendet. Die Französin kennt diese Form von Geißelung nicht, sie geht weitaus selbstverständlicher mit den Errungenschaften der modernen Medizin um. In Frankreich finden 80 bis 90 Prozent aller Entbindungen unter Periduralanästhesie statt, es darf ein Baby dort auch ohne monströse Schmerzen seiner Mutter auf die Welt kommen. Hierzulande hingegen muss eine Frau mindestens ihr drittes Kind gebären, um in den Augen der Gesellschaft das Recht zu haben, von vornherein eine PDA oder gar einen Kaiserschnitt einzuplanen. Sie muss ihre Muttertauglichkeit durch frühere Wehenqualen bereits bewiesen haben. Ich, der mir bald eine zweite Entbindung bevorsteht, höre nur selten ein: »Das finde ich gut«, wenn ich erzähle, dass ich damit liebäugle, dieses Mal auf die sechzig Stunden Wehen vor dem Notkaiserschnitt zu verzichten und gleich einen geplanten Kaiserschnitt durchzuführen. »Ach, verbau dir nichts! Willst du es nicht lieber doch erst auf natürlichem Weg versuchen?« Warum? Darf eine Mutter ihr Kind erst in den Armen halten, nachdem sie unfassbare Torturen erlitt? Muss sie sich erst auszehren, zu Tode erschöpfen, bevor sie mit der Neugeborenenpflege beginnen darf?

So scheint's wohl zu sein.

Hierzulande wird der Schmerz erst beherrschbar geredet und nach der Geburt totgeschwiegen. Die deutsche Mutter, so will es der Mythos, entbindet ohne Betäubung, aber mit einer positiven Einstellung – das Kind, das sie gleich in den Armen halten wird, wird sie alles vergessen lassen. Auf diese Weise indoktriniert, gehen Erstgebärende in den Kreißsaal, wo sie mit der heftigen Realität der Wehe konfrontiert werden. Die mythologische Aufwertung der Wehe als Prüfstein für die Mutter setzt uns Kreißende unter einen schier unglaublichen Leistungsdruck: Du allein hast es in der Hand, wenn nur deine Einstellung stimmt, tut's auch nicht so weh. Die Wahrheit? Kaum eine Frau hat unter einer Wehe noch so ihren Kopf beisammen, um irgendwas einzustellen. Doch davon sprechen wir nur hinter vorgehaltener Hand. Offiziell gilt in unserer Gesellschaft eben die Steilvorlage Mutter und Natur: »Jede Schwangere kann auf natürliche Art die Intensität des Wehenschmerzes beeinflussen.«[12] Ich werde stocksauer, wenn ich das lese, stocksauer! Beim Zahnarzt würden wir uns so einen Mist nicht eine Sekunde lang anhören und nach der Spritze bellen. Unter der Entbindung hingegen verlangen wir von uns, nicht nur den Schmerz auszuhalten, nein, wir wollen ihn auch noch begrüßen: »Freuen Sie sich, wenn sie [die Wehe] kommt – denn sie bringt Ihnen Ihr Baby ein Stück näher.«[13]

Wer schreibt bitte so dummes Zeug?

Ich will ein Tabu brechen und den Schmerz beim Namen nennen. Wie weh tut es? Wie fühlen sich Wehen an?

Es ist schwer, Schmerz in Worte zu fassen. Zumal es tatsächlich Frauen gibt, die nicht stark wehten. Ich, die ich aufwändig recherchierte, kenne nun zwei. Die eine entband geradezu nebenbei, die ersten Zentimeter Muttermundöffnung spürte sie nicht, danach zwackte es ein bisschen (O-Ton), und das Baby war auf der Welt. Die andere spürte die Wehen, hatte aber zu keinem Zeitpunkt das Gefühl, von ihnen überwältigt zu werden. Nö, war eigentlich nicht so schlimm, meinte sie, sozusagen die stärkste Periode, die ich je hatte.

Alle anderen Frauen, mit denen ich sprach, würden sich auf folgenden Satz zur Beschreibung der Wehen verständigen, den eine Hebamme einst anbrachte:

Als Entbindende stehst du mit einem Fuß im Grab.

Ja, das ist eine gute Paraphrase, wie sich die Macht dieses überwältigenden Schmerzes anfühlt. Bei manchen Frauen sammelt sich die Wehe direkt im Unterbauch, anderen geht sie einmal quer durch die Eingeweide, mir zog sie in den Rücken, als ob ein Feuerpfeil mich über dem Steißbein treffe. Und dennoch fiel es mir schwer, den Schmerz zu orten. Denn er verteilt seine Macht über den ganzen Körper, die Wehe ist sozusagen totalitär – keine Faser des kreißenden Körpers bleibt unbeteiligt. Als sehr schwacher Vergleich für diese ganzheitliche Macht könnte man das Gefühl heranziehen, wenn einem entsetzlich schwindelig ist, wenn man nur noch Sternchen sieht. Die Wehe ist eine Form von Ohnmacht.

Die kreißende Frau ist ein Schmerztierchen.

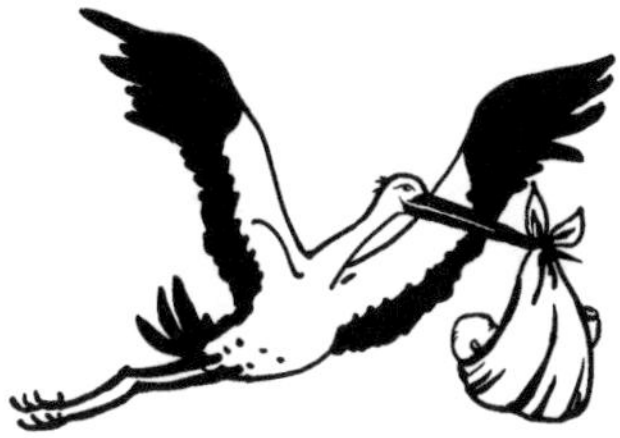

Das Wunder der Geburt: Schmerzfrei gebären

Ja, die kreißende Frau ist ein Schmerztierchen. Hat sie genug vom Tierleben, ruft sie den Anästhesisten: »Interessant bis dahin, dieses animalische Gebrüll, aber jetzt hätte ich gerne eine PDA.«

Freilich, die Periduralanästhesie ist nicht die einzige Möglichkeit, den Wehenschmerz unter der Geburt zu lindern. Aber ich will behaupten: Sie ist die einzige, die wirkt. Doch wird die Periduralanästhesie in den meisten Kreißsälen erst gelegt, wenn der Muttermund bereits drei, vier Zentimeter geöffnet ist, es müssen also etliche Wehenstunden ohne die Linderung, die sie bringt, bewältigt werden. Ich überstand die ersten Stunden leidlich mithilfe der klassischen Homöopathie. Allerdings hatte ich das Glück, von einer Hebamme betreut zu werden, die sehr homöopathieerfahren war. Als sie in meinen Kreißsaal kam, rief sie sofort aus: »Wunderbar, da haben wir eine Kalifrau«! Sie – die mich an den anscheinend dafür typischen Schatten in den Augenhöhlen identifizierte – hatte Recht. Kalium bichronicum war jahrelang mein Allzweckmittel bei Frauenleiden. Ich war bass erstaunt, dass ich auch in einer so überlebensgroßen Situation wie den Wehen typisch »Kali« war. Die Hebamme gab mir im fünfzehnminütigen Abstand Kalium carbonicum. Wirkung? Die Geburtssituation schien mir insgesamt erträglicher, ich hatte mich, die ich unter dem Wehenschmerz verloren gegangen war, wiedergefunden. Die homöopathische Behandlung zauberte meinen Wehenschmerz nicht fort, aber sie gab mir meine körperliche und seelische Zuversicht wieder. Die ersten Stunden, wie gesagt, war dies keine schlechte Lösung.

Soll der Schmerz hingegen tatsächlich gedämpft oder ganz ausgeschaltet werden, kommen wir um die klassische Schulmedizin nicht herum. Viele Geburtshelfer beginnen dazu zunächst mit Spasmolytika, Medikamenten, die die Muskulatur entkrampfen. Es gibt diese Spasmolytika, zum Beispiel Buscopan, in Form von Zäpfchen, Spritzen oder Infusionen.

Buscopan?

Ich war fassungslos, als ich das Zäpfchen in der Hand hielt. Buscopan hilft mir noch nicht einmal gegen die leichten Krämpfe während einer Blasenentzündung. Und das sollte meine Wehen erleichtern? Tat es natürlich nicht. Es ist mir ein Rätsel, warum sich diese effektive Nicht-Waffe so hartnäckig in den Kreißsälen hält. Wird da ein übler Scherz mit uns getrieben? Gab es irgendwann eine Überproduktion des Zeugs und nun weiß man nicht, wohin, also verstaut man es im Hintern der Kreißenden? Ein Gutes hat Buscopan indes: Es sind so gut wie keine Nebenwirkungen auf das Baby bekannt.

Wirksam im doppelten Sinn hingegen sind Opioide, wie sie in Dolantin oder Fortral vorkommen. Sie wirken auf das gesamte zentrale Nervensystem schmerzdämpfend. Es sind dies Mittel, wie sie vor allem unseren kreißenden Müttern noch verabreicht wurden. Heute werden sie längst nicht mehr in allen Kliniken eingesetzt, und das hat seinen berechtigten Grund. Opioide, ihr Name deutet es an, benebeln die Kreißende. Was meine Mutter mir von ihren Erfahrungen berichtete, besitzt alle Symptome eines veritablen Drogenrausches. Der Wirkstoff geht auf das Kind über und kann ihm, bei hoher Dosierung, das Atmen erschweren. Babys sind nach »Dolantin-Geburten« noch tagelang schläfrig.

Um ehrlich zu sein: Buscopan, Dolantin, Fortral – sind was für die Tonne. Das einzige Analgetikum, das den Wehenschmerz zielgenau behandelt, ist die Periduralanästhesie. Die PDA ist eine Form der örtlichen Betäubung und die beste Nachricht, die eine Kreißende sich nur vorstellen kann. Die Schmerzausschaltung erfolgt im Wirbelsäulenkanal, in Nähe des Rückenmarks und seiner spezifischen Strukturen. Betäubt werden die das Rückenmark verlassenden Nerven in Höhe des Zwischenwirbelraumes des 3. und 4. Lendenwirbels, das sind jene Nerven, die den Geburtsschmerz verursachen. Freilich, in der Theorie hört sich eine PDA furchteinflößend an. Auch ich konnte sie mir früher nicht vorstellen, ohne dabei an entsetzlich lange, schmerzverursachende Nadeln zu denken. Ist aber nicht so. Bevor die PDA gesetzt wird, betäubt der Anästhesist die Punktionsstelle, ein Piekser ist das, nicht mehr. Erst danach führt er eine Hohlnadel in den Raum vor der – harten – Rückenmarkshaut (Periduralraum) ein. Über diese Hohlnadel wird ein circa ein Millimeter dünner, flexibler Kunststoffschlauch eingeschoben, die Nadel daraufhin entfernt. Über diesen Periduralkatheter fließt ein Lokalanästhetikum, die schmerzstillende Wirkung setzt rasch ein, und ich meine wirklich rasch! Himmlische Erlösung. Das Anästhetikum wird nicht per Einmalgabe verabreicht, sondern läuft die gesamte Geburt über. Da das Mittel direkt am Nerv freigesetzt wird, bedarf es keiner hohen Dosis, um Transportverluste auszugleichen. Die PDA ist also nicht, wie ich immer wieder raunen hörte, eine horrende Medikamentenbombe, im Gegenteil, sie kommt, da sie keinen verschwenderischen Umweg über den Blutkreislauf nimmt, mit der denkbar geringsten Dosierung aus.

In meinem Bekanntenkreis befindet sich, ich weiß auch nicht mehr genau, wie der da hineingeraten ist, ein Rauschebartträger mit Schaffell-Weste. Jedenfalls will der stets zu bedenken geben, die PDA sei eine Rückenmarksnarkose, sie sediere die Frau, die liege dann nur noch rum und bekomme gar nichts mehr mit. Und plötzlich sei das Kind da, mit Analgetikum abgefüllt bis zum Anschlag.

Manchen Menschen gelingt es in der Tat, in einem Satz jede Menge vollendeten Unsinn von sich zu geben, Kompliment!

Tatsache ist: Die PDA bringt Schmerzfreiheit, aber sie macht nicht gefühllos. Ich spürte die Wehen durchaus noch, enorme Druckwellen, die sich auf- und wieder abbauten, auch konnte ich in der Austreibungsphase konstruktiv im Rhythmus der Druckwelle pressen (nur dass keine Presswehe der Welt das Kind durch mein Becken hätte schieben können, doch das lag nicht an der PDA, sondern am immensen Kopfumfang meines Sohnes). Es wirkt die Schmerzbetäubung der PDA zudem nur auf die Mutter, das Anästhetikum geht nicht auf das Ungeborene über. Auch ist die PDA keine Rückenmarksnarkose, Himmel, es wird doch nicht ins Rückenmark gestochen und hilflos darin rumgefuhrwerkt. Betäubt werden die vom Rückenmark *wegführenden* Nerven, so ist das.

Hat die PDA Nebenwirkungen? Ja, bisweilen. In circa 0,4-3,4 Prozent wird mit der Einführungsnadel ungewollt die harte Rückenmarkshaut durchstochen (wie dies bei der Spinalanästhesie absichtlich geschieht), was Kopfschmerzen verursachen kann, die noch tagelang andauern. Auch kann es zu allergischen Reaktionen oder Herzkreislauf- bzw. Atemstillstand kommen, derlei schwere Zwischenfälle sind mit 0,01 Prozent allerdings äußerst selten. Immer wieder hört man, eine PDA könne die Frau an den Rollstuhl fesseln. In der Tat: Als Folge von Blutergüssen, Entzündungen oder direkten Nervenverletzungen können bleibende Lähmungen zurückbleiben. Mit 0,02 Prozent ist dieses Risiko allerdings, so will ich meinen, wirklich ein geringes. In guten Kliniken rennt der Anästhesist nach Setzen der PDA auch nicht gleich von dannen, sondern überwacht die Kreißende mindestens noch eine halbe Stunde, um sofort reagieren zu können, wenn was nicht lehrbuchmäßig läuft. Ich lernte während dieser Nachsorge eine ganz bezaubernde, geistvolle Anästhesistin kennen, die ich, wäre die Situation eine andere gewesen, bestimmt noch für denselben Abend auf ein Glas Wein eingeladen hätte. Wir hielten einen langen Plausch über das Mutterideal unserer Gesellschaft, und sie erzählte mir, dass neben den Französinnen auch die Amerikanerinnen mittlerweile zu neunzig Prozent unter einer PDA entbinden, dort sei das so selbstverständlich wie French Fries zu Steak. Ich war beruhigt: Wenn sich neun von zehn Frauen in den USA und in Frankreich eine PDA legen lassen, würde ich wohl kaum eine Memme sein, weil ich entschieden hatte, nicht länger unter gellenden Schmerzen entbinden zu wollen. Ach, und auch wenn ich eine Memme war und den Schmerz nicht ertragen konnte, hieß das denn, ich freute mich nicht auf mein Kind? Wäre ihm keine gute Mutter?

Natürlich nicht.

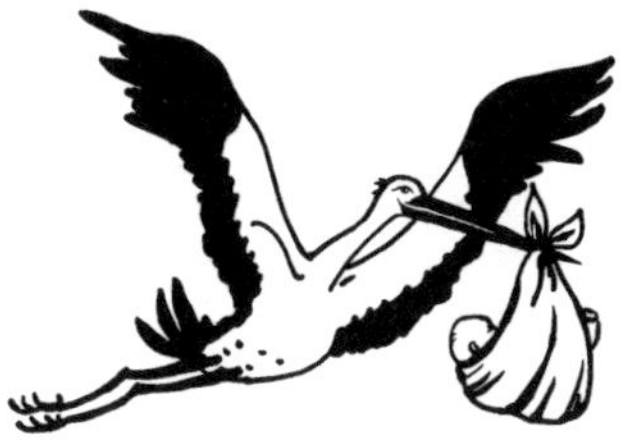

Kaiserschnitt: The easy way out?

Im Verlauf meiner ersten Schwangerschaft habe ich eine Reihe von Ratgebern gelesen – Aktive Geburt, Die Hebammensprechstunde, Yoga für eine sanfte Geburt, Glücklich schwanger über 35, Das große Babybuch, Glückliche Mutter, Dein Baby isst mit, Das Geheimnis der ersten neun Monate, Ich bin schwanger: Fit, schön und gesund, Der Weg ins Leben, Gerne Frau!, Geburt in Geborgenheit und Würde, Schwangerschaft bewusst erleben … Ich hätte mir die Lektüre sparen können. Keines dieser Muttihochglanzbücher, die Schwangerschaft und Geburt offenbar als Rundum-Wohlfühl-Paket für die Frau betrachten, hat mich aufrichtig darauf vorbereitet, was Entbindung tatsächlich bedeutet.[14]

Bevor ich selbst per Notkaiserschnitt entband, erschöpfte sich meine Meinung darüber in dem Makel, den die Schnittentbindung in unserer Gesellschaft besitzt: Da hat es mit der natürlichen Entbindung leider nicht geklappt. Indes – wie stets im Leben läuft nicht alles natürlich, und so mögen die Ratgeber die Schnittentbindung als Randerscheinung betrachten, statistisch gesehen ist sie eine ernst zu nehmende Realität. Nach Angaben des Statistischen Bundesamts kamen 2001 fast ein Viertel aller Kinder per Kaiserschnitt zur Welt (22,6 Prozent). Die Zahlen variieren je nach Region, in Universitätskliniken stieg die Rate bisweilen sogar auf ein Drittel.

Huch, so viele Kaiserschnitte! Haben diese Frauen sich denn keine Mühe gegeben? Hatten sie Angst vor den Wehen? Sind wir Damen von heute uns zu fein für den Kreißsaal? »Du willst es dieses Mal aber noch mal auf natürlichem Weg versuchen, nicht?«, werde ich derzeit in beschwörendem Ton gefragt – als ob es ein Versagen sei, dass mein erstes Kind per Kaiserschnitt auf die Welt kam. Mann, solche Fragen machen mich stinksauer! Ich denke, es ist allerhöchste Zeit, ein gründliches Kapitel über den Kaiserschnitt zu schreiben.

Die Medizin unterscheidet die primäre und die sekundäre Sectio: Primär ist ein Kaiserschnitt, wenn er durchgeführt wird, bevor die Wehen eingesetzt haben, sekundär, wenn er unter den Wehen stattfindet. Etwas salopp könnte man sagen, dass die Entbindende bei einem sekundären Schnitt zunächst auf vaginalem Weg begonnen hat, während bei der primären Sectio eine Spontangeburt von vornherein zu gefährlich oder, wenn das Baby lange vor dem Entbindungstermin geholt werden musste, nicht möglich war.

Es gibt viele medizinische Gründe für einen Kaiserschnitt. Ich will ein paar davon nennen. Eine primäre Sectio wird durchgeführt, wenn das Baby nicht optimal liegt, zum Beispiel mit den Füßen oder dem Gesäß voran (diese Lage wird Beckenend- bzw. Steißlage genannt und ist heute der häufigste Grund für einen geplanten Kaiserschnitt. Denn bei Popo oder Füßen voran besteht auf vaginalem Weg die Gefahr, dass der nachfolgende Kopf des Kindes die Nabelschnur zu lange abdrückt und die Versorgung nicht mehr gewährleistet ist). Auch bei Mehrlingsschwangerschaften mit ungünstiger Lage zumindest eines Kindes wird in der Regel von vornherein per Kaiserschnitt entbunden. Eine andere Fehllage erfordert ebenso einen Kaiserschnitt, die so genannte Plazenta praevia – die Plazenta liegt vor dem Muttermund und versperrt dem Baby schlicht den Weg. Medizinisch angezeigt ist ein Kaiserschnitt auch bei einer Herzerkrankung der Mutter oder wenn sie an Gestose (Schwangerschaftsvergiftung) leidet, eine sehr dramatische Angelegenheit, wie ich von meiner Cousine weiß.

Per sekundärer Sectio wird entbunden, wenn es unter der Geburt zu Komplikationen kommt, die rasches Handeln erfordern. Dies ist der Fall, wenn sich die Herztöne des Kindes verschlechtern. Oder es zeigt sich erst unter der Geburt, dass das Baby partout nicht durch das mütterliche Becken passt, so wie es bei mir der Fall war. Sekundäre Sectio heißt es auch, wenn nach einem Blasensprung oder nach Übertragung die Geburt trotz Einleitungsversuchen nicht einsetzt, eine Wehenschwäche vorliegt oder es zum Geburtsstillstand kommt (die Wehen bleiben plötzlich aus, der Muttermund öffnet sich nicht weiter).

Seit einigen Jahren wird der Kaiserschnitt auch ohne medizinische Indikation, dafür auf ausdrücklichen Wunsch der Mutter durchgeführt. So, wie das Thema vor allem in den Medien behandelt wird, kann leicht der Eindruck entstehen, dass ein Wunschkaiserschnitt, im Fachjargon »elektive Sectio« genannt, lediglich ein kleiner Eingriff sei. Dies ist ein Irrtum. Der Kaiserschnitt, ob nach Wunsch oder aufgrund medizinischer Indikation, ist und bleibt eine große Bauchoperation, auch wenn sich in den letzten Jahren ein vergleichsweise schonendes Operationsverfahren immer mehr durchgesetzt hat: die so genannte Misgav-Ladach-Methode, die im gleichnamigen General Hospital in Jerusalem entwickelt wurde. Ursprünglich war diese Form der Sectio, bei der nur am Anfang geschnitten und anschließend die Wunde durch Reißen und Ziehen mit den Händen vergrößert wird, für die Länder der Dritten Welt gedacht, da sie sehr schnell geht und Material sparend ist. Doch nach kurzer Zeit hatte man erkannt, dass diese Art des Kaiserschnittes generell Vorteile bietet.

Den Anfang macht das Skalpell, mit dem ein Querschnitt oberhalb der Schambehaarung gesetzt wird, es wird dabei lediglich die Haut durchtrennt. Das Fettgewebe darunter wird mit den Fingern aufgedehnt (»stumpf geöffnet«), die darunter liegende Muskelhaut mit einer Schere geschlitzt und dann wieder manuell gedehnt. Dadurch bleiben die entsprechenden Blutgefäße und Nervenbahnen erhalten. Nun wird das Bauchfell geschlitzt und stumpf geöffnet. Der Chirurg setzt etwas oberhalb der Blase einen kleinen Schnitt in die Gebärmutter, die dann ebenfalls stumpf geöffnet wird. Nun wird das Baby mit einer Drehbewegung aus dem Uterus entbunden. Nachdem das Kind abgenabelt ist, wird der Mutterkuchen entfernt. Die Gebärmutter wird vor die Bauchdecke gelegt und wieder zugenäht. Weitere Nähte werden nicht gelegt. Anschließend werden Blut und Fruchtwasserreste aus dem Bauch entfernt und der Uterus wieder in die Bauchhöhle zurückverlagert. Es wird dann eine zweite fortlaufende Naht zur Vereinigung der Muskelhaut gesetzt, die Haut darüber wird üblicherweise getackert. Der gesamte Eingriff dauert ungefähr 20 Minuten.

Der Kaiserschnitt nach Misgav-Ladach ist, wie gesagt, die sanftere OP. Gleichwohl zeigt die ausführliche Schilderung des Verlaufs, dass »sanft« ein in der Tat relatives Adjektiv ist. Auch Misgav-Ladach ist und bleibt ein großer Eingriff. Ich betone dies so hartnäckig nicht, um Angst zu machen oder abzuschrecken. Sondern um mit einem Vorurteil aufzuräumen: Ein Kaiserschnitt sei doch nichts gegen eine Spontangeburt. Der sei, wie die Engländer sagen, »the easy way out«.

Das ist natürlich, wie so häufig, vollendeter Unsinn!

Das Leben ist auch mit Kaiserschnitt nicht leichter zu ertragen. Eine Krankenschwester brachte es auf den Punkt. Sie sagte zu mir: »Bei einer Spontanentbindung hat die Frau den Ärger davor, bei einem Kaiserschnitt hat sie ihn danach. Und beim Notkaiserschnitt hat sie den Ärger doppelt.« Wie schön! Und wie zutreffend! Nach dem Kaiserschnitt kämpft der Körper gleich an mehreren Fronten. Da sind zum einen die postoperativen Standardrisiken wie Thrombose, Embolie, Wundheilungsstörung und Infektionen (einer US-Studie zufolge ist die Infektionsrate beim Kaiserschnitt im Vergleich zur vaginalen Entbindung um das Zwölffache erhöht). Dann die Nachwirkungen der Narkose, die den Kreislauf auf Tage ramponieren. Dann die Rückbildungswehen in Zusammenhang mit einer frischen großen Bauchnaht. Und, vor allem, der postoperative

Schmerz: Der gesamte Bereich zwischen Nabel und Schritt fühlte sich bei mir die ersten Tage nach der OP wie zum Bersten entzündet an. Neben dem schmerzenden Druck, die sie ausübte, wuchs diese geballte Faust, die unbedingt aus meinem Bauch herauswollte, mit jeder noch so kleinen Bewegung an. Im Bett umdrehen? Nach der Teetasse langen? Von der Toilette aufstehen? Das Nachthemd über den Kopf ziehen? Ja, das ging, in Zeitlupe, mit ausgeprägtem Gleichmut gegenüber Schmerzen. Die Crux dabei: Ermattet, mit Schmerzmitteln sediert im Bett liegen, am dritten Tag mal wieder in einem Buch blättern, mich peu à peu aufrappeln war nicht. Eine frisch operierte Mutter hat keine Schonfrist. Zumindest auf meiner Wöchnerinnenstation interessierte es keinen, auf welche Art die Frau ihr Kind auf die Welt gebracht hatte. Dort zählten Wickeln, Stillen, das Baby und seine Bedürfnisse kennen lernen. »Sie haben keine Rekonvaleszenz, Sie haben ein Kind«, sagte die Krankenschwester, die mir am Morgen nach dem nächtlichen Kaiserschnitt aus dem Bett half, damit ich meinen Sohn versorgte.

Wie geht es dem Baby bei einem Kaiserschnitt? Ich will dramatisch antworten: Es wird ihm das Leben ermöglicht. Allein in meinem, an Familien nicht überreichen Bekanntenkreis kenne ich drei Babys, die ohne Kaiserschnitt im mütterlichen Leib verreckt wären, so ist das. Finn (Gestose), Moritz (Plazenta praevia), Maike (abnehmende Herztöne) und auch mein Söhnchen hätten es ohne Schnittentbindung nicht geschafft. Von ihren Müttern ganz zu schweigen. Vor diesem Hintergrund verblassen die Nebenwirkungen, finde ich. Dennoch gibt es sie. Zum Beispiel die so genannten »Wet Lungs«. Bei einer Spontangeburt wird der Säugling durch den engen Geburtskanal geschoben. Dadurch werden seine Lungen vom restlichen Fruchtwasser befreit, förmlich ausgepresst. Bei einem primären Kaiserschnitt – also gänzlich ohne Geburtsarbeit – fehlt dieser Druck, der Säugling kann anfänglich unter Atemnot leiden. Vertreter der ganzheitlichen Geburtsphilosophie führen als Nebenwirkung eines Kaiserschnitts gerne den emotionalen Schock an, den das

Kind dadurch erleide. Sei's, wie es sei: In einer guten Klinik wird das Kleine gleich nach der Entbindung aus dem klimatisierten, hell-grellen Operationssaal in den heimeligen Kreißsaal gebracht, wo dann die ersten Untersuchungen stattfinden.

Als ich nach der Entbindung meines Sohnes wieder zu Hause war, begann ich, über Kaiserschnitt zu recherchieren. Es war mir ein Bedürfnis, das brachiale Geburtserlebnis, das ich hatte, mit medizinischer Information zu … entdämonisieren. Wissenschaftliche Fakten helfen nun mal, einen kühlen Kopf zu bewahren, finde ich. Ich ging ins Internet, googelte und war erstaunt ob der Vielzahl der Treffer zum Thema Kaiserschnitt (es sind über 150 000). Es gibt eine Reihe von sehr persönlichen, berührenden Seiten, oft von Frauen eingerichtet und gepflegt, die eine unerwartete Sectio hatten. Ich las diese Seiten neugierig durch. Wissenschaftliche Fakten fand ich wenig, dafür den Beweis, wie tief der deutsche Mythos der natürlichen Geburt im Selbstwertgefühl vieler Frauen eingenistet ist: Eine sekundäre Sectio ist die am negativsten erlebte Variante der Geburt. Manche Mütter brauchen Monate, um sie zu verdauen, manche kommen nie darüber hinweg.

Den Bekenntnissen dieser Internetseiten nach zu urteilen, sind es vor allem drei Dinge, die eine Kaiserschnittentbundene psychisch belasten: Um das natürliche Geburtserlebnis beraubt worden zu sein. Nicht natürlich geboren haben *zu können.* Und das Bedauern, die ersten Atemzüge ihres Kindes nicht so miterlebt zu haben wie bei einer Spontangeburt.

Ich will den ersten Vorwurf etwas näher betrachten, den Verlust des natürlichen Geburtserlebnisses. Was meint das genau? Meinen die Frauen damit das Schreien, Pressen, Bluten, Nicht-mehr-Können, das vor Übererschöpfung Zittern, das Erbrechen? Nein, das meinen sie natürlich nicht, so was will keine freiwillig haben. Mit natürlichem Geburtserlebnis ist vielmehr diese ominöse Romantik gemeint, die wir mit dem Moment verbinden, da das Baby aus der Vagina quasi rausflutscht. Dann sei nämlich alles vergessen. Glockengeläut. Und alle, selbst das alte Schlachtschiff von Hebamme, heulen. Wenn ich Frauen frage, die eine Spontangeburt hatten, höre ich zwar, dass diese Romantik totaler Käse ist. Viele sind nach der Entbindung so todeserschöpft, dass sie apathisch daliegen und ihre Ruhe wollen. Und die Hebamme ist längst in den anderen Kreißsaal gerannt. Dennoch, der Überglück-Mythos hält sich hartnäckig, auch wenn er in der Realität nur selten anzutreffen ist. Ich will also wider besseres Wissen annehmen, er treffe tatsächlich zu. Was ist das dann bitte für ein Mutterglück, das nur und ausschließlich durch die Vagina kommen kann? Ist nur das Kind etwas wert, das spontan geboren wurde? Kann ein Kind, das aus dem Bauch geschnitten wurde, nicht glücklich machen? Entscheiden sich Glück und Unglück von Mutterschaft ausschließlich im Moment der Geburt? Das wäre ja furchtbar!

Der zweite Vorwurf, den sich viele Kaiserschnittmütter machen, ist, versagt zu haben. Ein gerechtfertigter Vorwurf? Ich werfe noch einmal einen Blick auf die medizinischen Indikationen für einen Kaiserschnitt und finde darunter keine, die die Mutter durch reine Willenskraft oder körperliche Leistung hätte überwinden können. Versagt eine Frau, die ein zu enges Becken hat? Ist sie dafür verantwortlich, wenn die Herztöne des Kindes abfallen? Wenn der Muttermund sich selbst nach stundenlangen Wehen partout nicht nennenswert öffnen will? Ist es einer Frau anzukreiden, wenn sie eine Schwangerschaftsvergiftung erleidet?

Sonst geht's uns gut?

Ich habe den Verdacht, dass die Art der Geburtsvorbereitung, die wir hierzulande betreiben, Wesentliches dazu beiträgt, dass viele Kaiserschnittfrauen sich mit Versagensvorwürfen quälen. Da werden erwachsenen Frauen doch Ammenmärchen erzählt. Da wird der Mythos der perfekten, der komplikationslosen Bilderbuchgeburt aufrechterhalten, die stattfindet, wenn die Frau es nur richtig anstellt. Sieben Abende und einen ganzen Sonntag habe ich im Vorbereitungskurs verschwendet: Kein einziges Mal war von Kaiserschnitt oder anderen Komplikationen die

Rede, ja nicht einmal von Normalität, also von Schmerzen, Schreien, Erbrechen und Ganzkörperzittern. Stattdessen übten wir Bauchtanz. Fürs super Körpergefühl unter der Geburt. Ich bekomm einen Zorn, wenn ich nur daran denke! Warum sagt denn keiner, wie es wirklich ist? Die perfekte, komplikationslose Bilderbuchgeburt ist nicht die Regel, sondern die Ausnahme. Die noch heute wirksame Vorstellung von draller Gesundheit, schier unerschöpflicher Kraft und frohlockender Gebärfähigkeit klingt nicht nur erschreckend nach 1933, sie geht schlicht und ergreifend auch an der Realität vorbei. Es ist nicht so, dass wir Frauen des 21. Jahrhunderts uns von unserer Natur entfernt haben, verzärtelt sind und es daher so häufig zu Kaiserschnitten kommt. Nein, auch früher, in den goldenen Zeiten der gebärfreudigen Leiber, gab es zu enge Becken, abfallende Herztöne, sich nicht öffnende Muttermünder und Schwangerschaftsvergiftungen. Nur dass die Frauen und ihre Babys daran gestorben sind (noch 1950 starben fünf von hundert Kindern kurz vor, während oder kurz nach der Geburt). Wie sagte es doch der Gynäkologe, der mir nach der Geburt meines Sohnes gratulierte? »Vor hundert Jahren wären Sie und Ihr Kind dabei draufgegangen.« Wir überleben und machen uns einen Kopf, versagt zu haben. Wir hadern mit dem Kaiserschnitt, obwohl er uns und dem Kind das Leben ermöglicht. Das soll eine verstehen!

Den dritten Vorwurf, den Kaiserschnitt entbundene Mütter sich machen, ist ihr Verlust der ersten Minuten mit dem Kind, dieser nach der Bonding-Theorie so wichtigen Phase für die emotionale Bindung. Mehr als die Hälfte aller Kaiserschnitte werden, wie bei mir, unter Periduralanästhesie durchgeführt. Ich war während der Entbindung bei Bewusstsein, hörte den ersten Schrei meines Babys und konnte, da die OP komplikationslos verlief, mein Kind eine halbe Stunde später in die Arme nehmen, es streicheln, an die Brust legen. Und auch bis dahin war unser Sohn nicht sich selbst überlassen. In einer guten Klinik ist es eine Selbstverständlichkeit, dass das Neugeborene, das keine kinderärztliche Betreuung benötigt, nach einer Kaiserschnittentbindung dem Vater auf den Bauch gelegt wird. Er übernimmt die erste Kontaktaufnahme, bis die Mutter, fertig vernäht, dazukommt und sie im Idealfall – auch dies eine Sache der Klinik – Zeit zu dritt haben. Von den vielen Bildern meiner Niederkunft, die sich in mein Gedächtnis eingebrannt haben, ist das überwältigendste dasjenige, das sich mir bot, als ich nach der OP wieder in den kuschelig abgedunkelten, warmen Kreißsaal gefahren wurde. Mein Mann saß halb aufrecht auf der Gebärinsel, auf seinem nackten Oberkörper hielt er ein winziges Wesen, unseren Sohn. Die beiden waren ganz für sich, aufmerksam, neugierig, eine Einheit der unbedingten Zärtlichkeit und wer wäre ich, da zu beklagen, das Kind habe durch meine anfängliche Abwesenheit emotionalen Schaden erlitten? Nein, dieser Gedanke kam mir nie, und ich frage mich ernsthaft, was Frauen von ihren Männern halten, wenn sie sich später vorwerfen, ihre Kindsbeziehung sei verkorkst, weil das erste Bonding der Vater übernahm.

Mein kleiner Sohn war mir die ersten Tage fremd und vertraut zugleich, ich kann es gar nicht recht beschreiben. Von der ersten Sekunde an konnte ich seine Stimme von denen der anderen Babys unterscheiden, ständig musste ich an ihn denken, aber seine Anwesenheit in meinem Zimmer kam mir keineswegs selbstverständlich vor. Lag's am Kaiserschnitt, dass ich so ambivalent fühlte? Dass ich, nennen wir es beim Namen, fremdelte? Nein. Zumindest haben mir viele andere Mütter, selbst die zwei, die per Bilderbuchgeburt entbanden, von ähnlichen Fremd-Vertraut-Empfindungen berichtet. Man liebt das kleine Wesen von Anfang an. Aber eine Geburt setzt das Leben nicht außer Kraft, im Gegenteil. Und wie es eben immer so ist im Leben, macht die Liebe allein noch keine gelungene Beziehung. Dazu bedarf es anderer Zutaten und die entscheiden sich nicht daran, ob das Liebesobjekt aus oder oberhalb der Vagina herauskam.

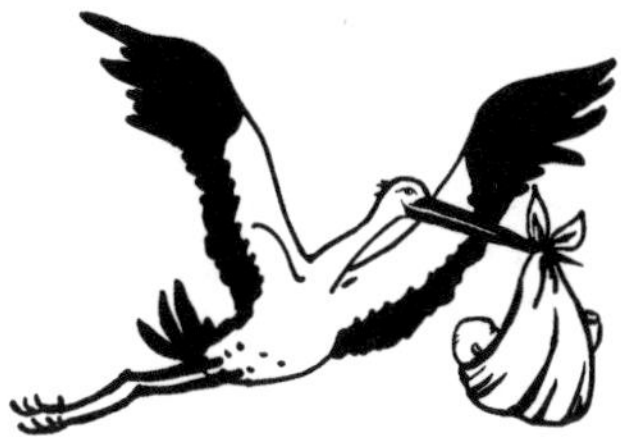

Stillen in einer globalisierten Welt

Unser Sohn war fünf Monate alt, als wir das erste Mal mit ihm zu Ikea gingen. Wir betraten gerade die SB-Möbelhalle, als eine Frau auf uns zugestürmt kam, dem Kind in die Wange kniff (das kann ich leiden!) und begeistert ausrief: »Was für ein prachtvoller Kerl! Stillkind, nicht wahr?«

Ja, ja, ist recht.

Stillen ist, sachlich betrachtet, eine Ernährungsform für Säuglinge. Doch mit Sachlichkeit wird die Stillfrage in unserer Gesellschaft am allerwenigsten geführt; »Frauenmilch oder Milchpulver« ist längst zur Glaubensfrage mutiert. Nie in meinem Leben traf ich auf schlechter verhohlene Missbilligung als in den ersten Lebensmonaten meines Sohnes. Denn ich gab ihm die Flasche. Die Mutter, die ihr Kind stillt, ist geradezu sakrosankt. Ich, die Fläschchenfrau, stand unter Rabenverdacht.

Das Stillen unterliegt Moden. In den fünfziger und sechziger Jahren war es regelrecht verpönt, Flaschennahrung galt als erste Wahl für die Ernährung des Säuglings. Die Trendwende begann Anfang der Siebziger, seitdem wächst die Stillrate kontinuierlich. 2003 gaben in Deutschland etwa 90 Prozent der Mütter bei Entlassung aus der Klinik die Brust. Und so dachte auch ich mir, Stillen wird ja wohl kein Problem sein, und kaufte hochschwanger, frohgemut einen teuren Still-BH ein. Was ich damals nicht wusste: Statistiken über Stillraten sagen sich leicht dahin. Die Zahl ist das eine, der psychische Druck, der sich dahinter verbirgt, das andere. Was dieser Druck bedeutet, erfuhr ich im Stillzimmer. Selten in meinem Leben habe ich auf wenigen Quadratmetern nicht nur so viele Störche aus Tonpapier, sondern auch so viele bedrückte Frauen gesehen wie in dieser scheinbaren Oase der Mütterlichkeit. Der Soundtrack des Stillzimmers hallt mir noch heute in den Ohren: ein Klangteppich, gewebt aus dem unablässigen Klackern der elektrischen Milchpumpen, dem Surren der Rotlichtgeräte, dem Schreien der Säuglinge und den barschen Anweisungen der Stillschwestern. Mit eingezogenem Genick saßen wir Frauen da, hoffend, bangend, betend, dass aus dieser Scheiß-Brust bittschön endlich diese Scheiß-Milch herauskomme.

Stillen wird ja wohl kein Problem sein?

In einer dieser unzähligen Stunden (war's Tag, war's Nacht, gab's überhaupt noch Tageszeiten?) erinnerte ich mich an eine Geschichte, die mir meine Großmutter als junges Mädchen oft erzählte. Sie handelte von der Geburt ihrer Tochter, meiner Mutter. Eine Entbindung mitten in den Wirren des Krieges, eine einsame, schwere Geburt, stundenlange Dauerwehen, keine Analgetika, Franz, der Ehemann, in Stalingrad, sein Schicksal ungewiss, war er verwundet, tot, warum nur blieben seine Briefe in letzter Zeit aus? Sie schrie ihre Tochter aus sich heraus, überwältigt, gerührt und erdenschwer traurig zugleich, denn sie ahnte wohl, dass ihr Kind seinen Vater niemals sehen würde. Einsam das Wochenbett, wie sollte es weitergehen?, wie das kleine irdische Kindglück zulassen können in einer Zeit, die keinen Sinn für Vaterschaft besaß, die den geliebten Mann einfach so dahinopferte, meine Großmutter war Trauer und Freude, Angst und Trotz, und das war definitiv zu viel Gefühl für die Produktion von Muttermilch. Die Säuglingsschwestern blieben hart: »Eine deutsche Mutter stillt«, bellten sie meine Großmutter an, wenn sie es wagte, um Milchpulver zu bitten.

Von solchen Weibern ließ ich mir natürlich gar nichts sagen, pflegte meine Großmutter die Geschichte immer lakonisch abzuschließen.

Als ich mich nach vier Tagen vergeblicher Stillversuche für die Flaschennahrung entschied, lief die Maschinerie erst richtig an. Wieder und wieder drückten die Schwestern an meiner Brust herum, herrschten mich an, ich solle mich endlich anstrengen, sonst werde das nix, ob ich nicht das Beste für mein Kind wolle?, als Mutter müsse ich bereit sein, über die eigene Kraft hinauszuwachsen, ich wäre wahrlich noch lange nicht am Ende meiner Möglichkeiten angelangt und wieder kräftig die Brustwarze gepresst, Himmel, die ist ja staubtrocken, Frau Wenzel, das Autsch-Schreien können Sie sich sparen!

Nein, das war nicht meine Vorstellung von Mutterschaft. Und sosehr diese Stillschwestern durch ihre enervierende Art möglicherweise verhinderten, dass mir das Stillen gelang, half mir ihr Verhalten zugleich, zur Milchflasche zu greifen. Denn von solchen Weibern ließ ich mir natürlich gar nichts sagen. War Muttermilch wirklich das einzig Beste, was ich meinem Kind bieten könnte? Es war höchste Zeit, dass ich mich an die Fakten hielt:

Die Weltgesundheitsorganisation (WHO) empfiehlt allen Frauen, ihre Säuglinge sechs Monate ausschließlich zu stillen und anschließend bei »angemessener Beikost« bis zum Ende des zweiten Lebensjahres und darüber hinaus weiter zu stillen. Diese Empfehlung ist im Zusammenhang mit Zahlen zu sehen, die die medizinische Fachzeitschrift »Lancet« jüngst veröffentlichte. Danach könnte jährlich ungefähr 1,5 Millionen Säuglingen und Kleinkindern das Leben gerettet werden, wenn sie gestillt würden. Das leuchtet mir ein: In Kriegs- und Krisensituationen und bei Naturkatastrophen, wenn die Versorgung mit Strom und sauberem Wasser ausfällt, überleben am ehesten gestillte Kinder. Verunreinigtes Wasser macht auch aus dem besten Milchpulver eine tödliche Mixtur. Unter hiesigen hygienischen und sozialen Verhältnissen sind die Vorteile des zweijährigen Stillens hingegen nicht nachweisbar. Die Säuglingssterblichkeit liegt in Deutschland derzeit unter einem halben Prozent. Dabei lassen sich keine Unterschiede in der Sterblichkeitsrate von gestillten und nicht gestillten Kindern feststellen.

Stillen ist die natürliche Art der Säuglingsernährung. Frauenmilch entspricht optimal den Bedürfnissen und Verdauungskapazitäten des Kindes und passt sich seinem Lebensalter an: Während der ersten vier bis fünf Lebenstage des Säuglings wird das Kolostrum produziert, eine sehr eiweißreiche Milch, durch die das Neugeborene unmittelbar Schutz vor Infektionen erwirbt. Nach einer Übergangszeit (transitorische Milch) fließt die so genannte reife Muttermilch. Sie enthält für die Entwicklung des Kindes wertvolle Eiweiße, Fett, Kohlehydrate, Mineralstoffe und Vitamine.

Für die Ernährung von Säuglingen, die nicht oder nicht voll gestillt werden, stehen heute »qualitativ hochwertige industrielle Muttermilchersatzprodukte«[15] zur Verfügung. Mit ihnen kann der Nährstoffbedarf des Säuglings ausgewogen gedeckt werden. »Als Muttermilchersatz ist industriell hergestellte Säuglingsmilchnahrung die erste Wahl«[16], ihre Zusammensetzung bestimmen EU-Richtlinien. Die Basis der Säuglingsmilchnahrungen bildet Kuhmilch. Kuhmilch hat eine Eiweißzusammensetzung, die auf den sehr hohen Bedarf von Kälbchen abgestimmt ist (das Casein-Molkenprotein-Verhältnis beträgt 80:20). Frauenmilch hat eine andere Eiweißzusammensetzung (Casein:Molkenprotein 40:60). Viele Milchpulver sind daher, so können wir auf der Packung lesen, »im Eiweiß adaptiert«, das heißt, die Eiweißzusammensetzung der Kuhmilch wird insoweit verändert, dass sie »der Muttermilch weitgehend entspricht«.[17] Säuglingsmilchnahrungen werden in Deutschland nach ihrer Kohlehydratkomponente in zwei Gruppen eingeteilt. »Pre« heißen Milchpulver, die Laktose als einziges Kohlehydrat führen. Diese Milch ist ähnlich dünnflüssig wie Frauenmilch und eignet sich wie diese für die Fütterung nach Bedarf. Milchpulver, die neben Laktose noch einen weiteren Stärkezusatz enthalten, führen die Ziffer »1« in der Bezeichnung.

Kaum ein anderes Nahrungsmittel wird so kontinuierlich wie aufwändig erforscht wie die Muttermilch. In den letzten Jahren fanden Wissenschaftler beispielsweise heraus, dass die Darmflora gestillter Säuglinge anders besiedelt ist als die der Flaschenkinder. Konkret ging es um Bifidusbakterien, die die Besiedelung mit pathogenen Keimen verhindern, sprich Infekte abwehren. Die Forschung hat auf diesen Befund reagiert. Viele Milchpulver sind mittlerweile mit so genannten prebiotischen Substanzen angereichert, die, nachgewiesenermaßen, das Wachstum von Bifidus- und Milchsäurebakterien in der Darmflora fördern.

Bis Anfang der neunziger Jahre ging die Wissenschaft aufgrund zahlreicher Studien davon aus, dass Stillen allergiegefährdete Kinder in der Regel davor schütze, an den Allergien der Eltern zu erkranken; dies galt insbesondere für Lebensmittelallergien und Dermatitis. In den letzten Jahren ist in den industrialisierten Ländern jedoch ein Zuwachs an Allergien zu beobachten, und dies trotz hoher Stillraten. Nicht nur in der empirischen Überprüfung verliert die Muttermilch ihren Ruf, anti-allergen zu sein. So konnte in jüngeren Studien der Allergieschutz von Frauenmilch nicht mehr uneingeschränkt nachgewiesen werden. Doch der gesellschaftliche Common Sense, dass Stillen vor Allergien schütze, hält sich hartnäckig. Ich erinnere mich an eine Mutter im Pekip-Kurs. Die Frau hatte Neurodermitis, und zwar ausschließlich im Halsbereich. Ihr Sohn entwickelte bereits in den ersten Lebenswochen dieselben Symptome, der Ausschlag blühte von Woche zu Woche stärker. Die Frau stillte das Kind, das mittlerweile im neunten Lebensmonat war, noch voll, alle drei Stunden, Tag wie Nacht, sie war völlig entkräftet. Sie berichtete uns von ihrem Besuch bei einem Homöopathen, der in Stuttgarter Kreisen als Neurodermitis-Guru gilt. Seine Therapie? Er riet ihr allen Ernstes, weiterhin zu stillen, denn Stillen verhindere Allergien. »Wie bitte? Hat der Mann keine Augen im Kopp?«, fragte ich leichthin in die Runde und erntete nur verständnislose Blicke. Dass Muttermilch in diesem Fall keinerlei Allergieprävention geleistet hatte, zählte nicht. Was zählte, war dies: Stillen verhindert Allergien. Wie nennt man das? Den Wald vor lauter Bäumen nicht sehen?

Sei's, wie es sei: Auch für Kinder mit Allergierisiko bietet die Industrie seit einigen Jahren spezielle Milchpulver an, so genannte HA-Nahrungen (hypoallergene bzw. hypoantigene Milchnahrungen). Sie sind mit hydrolysiertem Eiweiß hergestellt. In HA-Milch sind die langen Eiweißketten, so wie sie in herkömmlicher Säuglingsmilch vorhanden sind, in kleinere Ketten aufgespalten worden. Das Eiweiß wird – ähnlich wie bei der Frauenmilch – vom kindlichen Immunsystem nicht mehr als Fremdstoff erkannt. Den Nachweis, dass HA-Nahrung vor Allergien schützt, ist die Wissenschaft noch schuldig. Hierin jedenfalls steht Milchpulver der Frauenmilch in nichts nach.

Neben der ernährungsphysiologischen Zusammensetzung von Frauenmilch spricht auch der Saugvorgang an der Brust für das Stillen. Das Saugen wirkt sich positiv auf die Kieferentwicklung und Zahnstellung des Kindes aus. Auf diese Erkenntnis hat die Industrie mittlerweile reagiert und bietet Sauger an, die der weiblichen Brustwarze in Form und Saugleistung nachempfunden sind. Als Richtlinie für einen Neugeborenen-Sauger gilt: Bei umgedrehter Flasche fällt ein Tropfen pro Sekunde.

Die Säuglingsschwestern, die an meinem Busen drückten, als sei er eine Zitze, hatten Recht: Stillen ist das Beste für das Kind. Muttermilch ist der Goldstandard der Säuglingsernährung. Was die Frauen in ihrem Furor jedoch verschwiegen: Milchpulver ist die bestmögliche Imitation dieses Standards, sozusagen der zweite Sieger. War den Schwestern diese Tatsache nicht bekannt? Ich glaube nicht. Mittlerweile bin ich nämlich von einem Irrglauben gründlich geheilt: dass es bei der Frage, wie ein Säugling ernährt werden soll, um ernährungsphysiologische Argumente gehe. Ach was! Fläschchen und Brust sind in unserer Gesellschaft längst symbolisch aufgeladen. Es steht, wie eh und je, die perfekte Mutter auf dem Spiel:

»Stillen hat auch mit Frieden und Gerechtigkeit zu tun. Es ist der natürliche, universale und friedliche Weg, unsere Kinder zu ernähren. In einer Welt, die oft von Ungerechtigkeit, Gewalt und Krieg geprägt ist, kann Stillen ein Wächter des Friedens sein – von innerem Frieden, Frieden mit anderen Menschen und der Umwelt.« [18]

Wow, ich bin überwältigt! Frieden, Natur, Gerechtigkeit, all das leistet Frauenmilch? Warum füllt sie dann keiner ab und verteilt sie in Krisengebieten? Wir ahnen es bereits: Dass mit einem Baby zugleich das gesamte Gutmenschentum am Busen hängt, hat nichts mit Inhaltsstoffen zu tun. Sondern mit Mutterliebe. Und ihren jahrtausendealten symbolischen Gefährten Unschuld, Selbstlosigkeit, Urvertrauen, Körper, Zärtlichkeit, Ruhe und viel, viel Zeit. Stillen ist ein Symbol der reinen gebenden Liebe, unser Rückzug in die Kuschelecke, in der die Welt noch wunderbar ist und keiner Böses will. Als abgeklärte Zeitgenossinnen wissen wir zwar, dass die Welt ist, wie sie ist. Da kann das Kind gestillt werden bis zum Abitur. Doch mit jedem neuen Leben, auch dies ist ein symbolisches Klischee, das seit Jahrtausenden wiedergekäut wird, kommt Hoffnung in die Welt. Auf dass sie zum Paradies werde, das wir verloren haben. Eine Welt der reinen gebenden Liebe. Daher: Lieber mal nichts verderben und stillen!

Wie viel prosaischer nimmt sich dahingegen das Fläschchen aus. Seine symbolischen Gefährten sind nicht Natur, dafür Künstlichkeit, nicht mütterliches Füllhorn, sondern anonymer Supermarkt, und mit Selbstlosigkeit hat Milchpulver schon gar nichts zu tun, eher mit der Kapitalgier der globalen Konzerne. Es ist nicht daran zu rütteln: Symbolisch ist Milchpulver Zeitgenosse unserer verderbten Welt. Ein Beispiel: 1981 beschloss die Weltgesundheitsorganisation den »Internationalen Kodex für die Vermarktung von Muttermilchersatzprodukten«. Dieser internationale Kodex fordert, dass für nicht gestillte Kinder Ersatznahrung zur Verfügung steht, die für Säuglinge geeignet ist und international gültige Qualitätsstandards einhält. Er verbietet außerdem, dass zur Verkaufsförderung von Flaschenmilch Mütter vom Stillen abgehalten werden. Nach den Richtlinien des Kodex darf Muttermilchersatznahrung weder direkt noch indirekt beworben werden. Der Kodex will vor allem Kinder in den Dritte-Welt-Ländern schützen. Dort, wo die hygienischen Bedingungen für das Anrühren von Milchpulver nicht gegeben sind, sollte Stillen nicht nur die erste, sondern auch die einzige Wahl sein. Doch gerade in diesen Ländern nutzen die Hersteller das eklatante Bildungs- und Informationsdefizit der Mütter geradezu aggressiv für ihren Profit aus. Sie preisen Milchpulver als das Optimale für den Säugling an, auch wenn es auf Kosten von dessen Gesundheit geht. Dieser Zynismus macht uns Angst, gerade weil er vor Babys nicht zurückschreckt. Und so gerät das Milchpulver hierzulande unter Verdacht, so unmenschlich zu sein wie die Konzerne, die es herstellen. Eine Mutter, die Nestlé und Co. füttert, verabreicht ihrem Baby mit jedem Schluck Milch zugleich die Geißeln unserer globalisierten Welt: Profitgier, Ausbeutung und Ungerechtigkeit. Statt in die politische Kuschelecke gerät das Fläschchenkind von Anfang an in eine kapitalverseuchte Welt. Kann das ernsthaft eine gute Mutter sein, die ihrem Baby von Beginn an diesen Sündenpfuhl zumutet? Im Stillzimmer meiner Entbindungsklinik hätte man diese Frage mit einem klaren Nein beantwortet. (Nebenbei bemerkt: Bei der Babybekleidung verstehen wir besser zu trennen. Eine Frau, die ihrem Kind einen Strampelanzug anzieht, der von einem elfjährigen Malaien für einen Hungerlohn genäht wurde, gerät deshalb nicht in Verdacht, keine gute Mutter zu sein.)

Als ich meinen Sohn auf die Welt brachte, machte ein Milchpulverskandal die Runde. Es war die Sojamilch »Super Soya 1« von Humana, deren Minderwertigkeit zwei Säuglingen den Tod brachte. Die Umsätze des Herstellers gingen zurück, und auch ich griff, natürlich!, zum Milchpulver der Konkurrenz. Warum war das Humana-Produkt minderwertig? Bei der Entwicklung von »Super Soya 1« (es wurde Juni 2003 auf dem israelischen Markt eingeführt) wurde irrtümlich davon ausgegangen, dass der natürliche Vitamin-B1-Gehalt von Soja für den Säugling ausreiche. Die Fertignahrung enthielt statt erforderter 385 Mikrogramm B1 auf 100 ml Fertignahrung nur 29 bis 37 Mikrogramm, entschieden zu wenig für eine gesunde Ernährung. Wie konnte das passieren? Bei Humana hieß es, die internen Kontrollen, die den Rechenfehler der Produktentwicklung hätten aufdecken können, hätten versagt. Humana ließ die neue Babynahrung in der Landwirtschaftlichen Untersuchungs- und Forschungsanstalt in Kiel extern überprüfen. Und dort sei die Vitaminbestimmung versehentlich nicht durchgeführt worden, – angeblich – weil nur die erste Seite des zweiseitigen Auftragsschreibens angekommen war. Bei Humana wiederum fiel nicht auf, dass die Kieler nur einen Teil der bestellten Analysedaten vorlegten. Auch die israelischen Behörden hatten keine weitere Produktprüfung veranlasst, deutsche Produkte gelten dort als vertrauenswürdig (dies ist ernst und nicht zynisch gemeint). Folgen der unzureichenden Überprüfung: Zwei Babys starben an Vitamin-B1-Mangel, eine Krankheit, die auch unter dem Namen Beriberi bekannt ist. 15 weitere israelische Kinder, die mit »Super Soya 1« gefüttert wurden, litten an schweren Mangelerscheinungen.

Wie konnte ich sicher sein, dass das Milchpulver der von mir ausgewählten Marke allen Anforderungen einer gesunden Ernährung genügte? Ich war nicht sicher. Ich konnte nur hoffen und vertrauen. Und dies ist, neben dem finanziellen Aspekt (Muttermilch ist umsonst, Milchpulver kostet Geld), meiner Meinung nach der einzige wirkliche Nachteil, den Milchpulver in unseren Breitengraden gegenüber Frauenmilch besitzt: Die Eltern sind auf Gewissenhaftigkeit und Integrität des Herstellers angewiesen.

Halt, das soll der einzige wirkliche Nachteil von Milchpulver sein? Und was ist mit dem populären Argument, dass Stillen eine innige Beziehung zwischen Mutter und Baby aufbaue? Ich will das nicht in Abrede stellen. Aber umgekehrt fragen: Verhindert das Fläschchen Nähe? Verhinderte die Tatsache, dass mein Sohn statt an meiner Brustwarze an einem Sauger nuckelte, Innigkeit zwischen uns? Wurde mein Sohn, wenn er das

Fläschchen bekam, nicht im Arm gehalten? Herumgetragen? Wurde nicht mit ihm geschmust? Meine Schwägerin schickte mir einen Ausschnitt aus der »taz«. Darin stand zu lesen, wer nicht gestillt werde, dem fehlten nach den ersten sechs Lebensmonaten 600 Stunden Körperkontakt.[19] So ein Schwachsinn! Man könnte fast meinen, ein Fläschchenkind werde in der Sitzschale verstaut und nur mit Gummihandschuhen berührt. Das Liebesargument wird in unserer Gesellschaft so unreflektiert angeführt, dass sich sogar die Zeitschrift »Eltern« genötigt sah, mit gesundem Menschenverstand einzugreifen: »Ein Kind mit der Brust zu stillen sollte nicht das einzige Kriterium für Mutterliebe sein.«[20] Uff, da war ich aber erleichtert, Leute!

Fläschchen, Sohn und ich haben – genau in dieser Triade – überaus innige Momente erlebt. (Dies gilt ohne Abstriche auch für den Vater.) Hörte ich auf die Volksmeinung, waren diese Momente wohl für die Katz. Eine besondere Beziehung haben wir dadurch jedenfalls nicht aufgebaut. Denn »in dieser sehr intimen Zeit [des Stillens] verschmelzen Mutter und Kind zu einer vertrauten Einheit, die ein Leben lang anhalten kann.«[21] Ich habe versucht, diese Aussage empirisch nachzuweisen. Vergebens. Es gibt keine empirischen Daten, die vermuten lassen, dass gestillte Kinder ihre Mütter inniger lieben als die Flaschenkinder. Es gibt keine empirischen Daten, wonach Kinder, die mit der Flasche ernährt wurden, das Elternhaus früher verlassen oder sich öfter mit Vater und Mutter überwerfen als ihre gestillten Kollegen. Von mir aus: Stillen mag eine sozio-psychologische Kuschelecke sein, in der ein solch komplexes Konstrukt wie die geglückte Mutter-Kind-Beziehung allein durch den taktilen Reiz gelingt. Aber es ist nachgerade absurd zu denken, dass sich ein Kind aufgrund seiner Saugerinnerung an die mütterliche Brust bei künftigen Auseinandersetzungen mit den Eltern weniger störrisch anstellen wird. Oder dass es weniger weint, nur weil es gestillt wird. (»Das Schreien kommt wahrscheinlich von der Flasche«, sagten mir einige, als mein Sohn in den ersten drei Lebensmonaten ein abendliches Schreistündchen pflegte. Ja, so einen Mist muss man sich auch heutzutage noch anhören.)

Ich bleibe dabei: Der einzige wirkliche Nachteil, den Milchpulver in unseren Breitengraden gegenüber Frauenmilch besitzt, ist die elterliche Abhängigkeit von Gewissenhaftigkeit und Integrität des Herstellers. Hä? Und was ist bittschön mit dem Königsargument für das Stillen? Es sei so schrecklich praktisch? Die Milch ist doch in dem Moment verfügbar, in dem das Baby sie braucht. Kein Sterilisieren, Abkochen, Anrühren, Temperieren, Frauenmilch steht trinkfertig zur Verfügung. Ist das denn nichts wert? Doch, unter folgenden Voraussetzungen: Die Mutter ist rund um die Uhr für den Säugling verfügbar. Sie achtet gewissenhaft auf ihre Ernährung und sieht von der Einnahme von Medikamenten ab. Ihre Milch fließt komplikationslos, die Brustwarze ist nicht wund oder blutet, die Brust ist nicht entzündet. Beim Stillen ist das Füttern des Babys ausschließlich Sache der Frau, abgesehen von den wenigen Malen, die sie abpumpt und die Milch per Fläschchen gefüttert wird (was sich in vielen Fällen einfacher anhört als es ist, Babys können nur schwer von der Brustwarze auf den Kunstsauger umstellen). Beim Stillen ist die Frau diejenige, die nachts aufsteht, über Monate hinweg, sie ist diejenige, die morgens um vier bereit ist, um halb sieben und um neun schon wieder. Und selbst wenn sie einen halben Tag ohne das Baby verbringt: Die Milchpumpe sollte sie dabeihaben, denn ihre Brüste werden nach wenigen Stunden, so berichtete mir meine Freundin Sabine, die sechs Wochen nach der Geburt ihrer ersten Tochter eine halbe Dozentenstelle annahm, dermaßen prall mit Milch gefüllt sein, dass sie förmlich überlaufen.

Fläschchen zu sterilisieren ist eine Angelegenheit von Minuten. Das Anrühren des Pulvers in abgekochtem, temperiertem Wasser überfordert selbst den unerfahrensten Hausmann nicht. Wenn wir mit unserem Sohn unterwegs waren, tat eine Thermoskanne ihre Dienste, das Milchpulver transportierten wir bereits abgemessen im sorgfältig verschlossenen Fläschchen. Das war mehr Gepäck als eine Brust, zugegeben. Doch wie wir beobachten konnten, kamen auch die stillenden Mütter ohne Tasche nicht aus, zumindest nicht, wenn sie ihrem

Kind unterwegs die Windeln wechseln wollten. Ist das Stillen also gar nicht so praktisch? Ich will's mal vorsichtiger formulieren: Praktisch wird die Muttermilch erst dann, wenn die mit ihr verbundenen Anforderungen an die 24-Stunden-Präsenz der Mutter so selbstverständlich sind, dass allein schon die Nennung dieser Anforderungen, wie hier geschehen, verdächtig nach Rabe kräht.

Derzeit, da ich mein zweites Kind erwarte, mache ich mir wieder Gedanken übers Stillen. »Du willst es aber schon noch mal richtig versuchen, oder?«, werde ich gefragt. Will ich? Ich betrachte meinen kerngesunden Sohn, den ausgeglichenen, freundlichen, klugen Bub. Fehlt sie ihm, die Stillerfahrung? Was wäre (noch) besser, hätte er die Brust bekommen (denn dies impliziert die Frage des »richtig versuchen« ja)? Es fällt mir nichts ein. Dennoch merke ich, wie der Druck, den ich mir selber mache, zunimmt. Die Symbolik der säugenden Mutter ist jahrtausendealt, ich brauche nicht zu glauben, ich könne sie einfach so, ganz locker, abstreifen. Nein, das wird wohl beim zweiten Mal nicht einfacher werden. Ich wünsche mir nur eins: dass es mir auch dieses Mal gelingt, die richtige Entscheidung zu treffen.

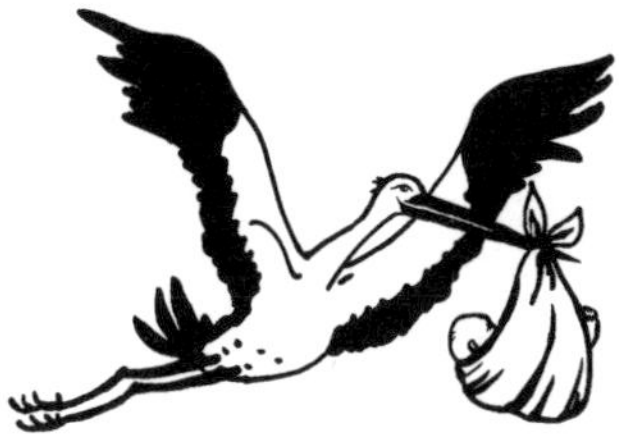

Wochenbett: Kein Urlaub, das

Über die glückliche Wöchnerin weiß unsere Gesellschaft wohl tausendundeine Geschichte zu erzählen, pure Glückwunschkartenromantik. Hinter vorgehaltener Hand aber, dann, wenn wir unverstellt miteinander reden, klingen diese Geschichten plötzlich anders. Ich könnte jede Menge davon weitergeben, denn nie habe ich auch nur eine frisch entbundene Freundin in der Klinik so vorgefunden, wie unsere Gesellschaft es kolportiert: restlos, ach besinnungslos so was von glücklich.

Es gibt eine Aufnahme von Romy Schneider als Wöchnerin, die klischeehafter nicht sein könnte. Eine strahlend schöne Frau, die im weißen Bettjäckchen und offenem Haar selig lächelnd ein frisch geborenes Bündel Mensch in die Kamera hält. Madonnenhaft, eingeweiht in die Mysterien des Lebens, mit einem Hauch Chanel. Daneben die handschriftliche Bemerkung: »Gott, bin ich glücklich!«

Es wäre billig, diese Fotografie mit einem Hinweis auf die schwere Alkohol- und Tablettensucht Schneiders, ihren frühen Tod an mehrfach gebrochenem Herzen, ihre ruhelose Verzweiflung über sich, die Männer und die Welt abzutun. Ich muss jedoch gestehen, dass die Versuchung groß ist: Bei keiner Ikone haben öffentliches Bild und Lebensrealität so auseinander geklafft wie bei der wunderbaren, tragischen Romy Schneider. Nehmen wir ihr Wochenbettbild also als ein Symbol. Als Symbol für das Lächeln der Wöchnerin, hinter dem sich ein Kummer verbirgt.

Während meiner ersten Schwangerschaft erschöpfte sich meine Vorbereitung auf die unmittelbare Zeit nach der Geburt vorwiegend im Thema Erstausstattung. Wenn meine Gedanken einmal um das Wochenbett kreisten, dann meistens um die Frage, nach wie vielen Tagen ich die Klinik wohl wieder verlassen würde. Erholung von Schwangerschaft und Geburt, Rückbildung, Stillen, meinte ich, regelte sich schon irgendwie, und auf alle Fälle regelte es sich nebenher. Was für ein Irrtum! Das Wochenbett ist alles andere als eine leichte Zeit. Was kommt auf uns zu? Und welchen Kummer verbarg ich, Wöchnerin wie meine Freundinnen zuvor, hinter einem Lächeln?

Medizinisch gesehen beginnt das Wochenbett mit der Nachgeburt, der Ausstoßung der Plazenta. In den nachfolgenden sechs bis acht Wochen bildet der schwangere Körper sich wieder zurück. Die Milchproduktion setzt ein, die Eierstöcke revitalisieren sich, und die Wunden an den Genitalorganen verheilen.

In den ersten Tagen nach der Geburt hatte ich immer wieder wehenähnliche Schmerzen, nicht so stark, natürlich, aber beileibe nicht angenehm. Die Gebärmutter begann sich zurückzubilden. Stillende spüren diese Wehen noch stärker, da während des Säugens Oxytozin ausgeschüttet wird, das den Milchfluss anregt und auch für Gebärmutterkontraktionen verantwortlich ist. Noch stärkere Nachwehen haben Mehrgebärende, da die Gebärmutter durch die frühere Vordehnung mehr Muskelkraft aufwenden muss, um sich in ihre ursprüngliche Form zurückzubilden (diesen Satz lese ich jetzt, da ich wieder schwanger bin, natürlich mit besonderem Unbehagen). Hinzu kommt die Wundheilung. Durch die Ablösung von Plazenta und Resten der Fruchtblase entsteht an der Gebärmutterschleimhaut eine handtellergroße Wunde, die einer tiefen Schürfwunde ähnelt. So kommt es zu Blutungen, die besonders in den ersten beiden Tagen sehr stark sind. Die Wöchnerin verliert insgesamt bis zu einem halben Liter Blut, besonders unangenehm bekam ich das beim Aufstehen zu spüren, da das Blut dann regelrecht schwallartig aus mir herausschoss (während die Wöchnerin liegt, sammelt sich das Blut im Bauchraum an). Nach zwei bis drei Tagen geht die Blutung in den so genannten Wochenfluss über. Er riecht so, wie er aussieht. Widerlich.

Was haben wir noch? Geburtswunden, einen Dammriss etwa, Verletzungen im Geburtskanal oder die Kaiserschnittnarbe. Diese Wunden schmerzen und erschweren nicht nur den Gang auf die Toilette erheblich. Auch Frauen, die die Geburt ohne Verletzung überstanden haben, spüren noch tagelang ein signifikantes Wundgefühl im Vaginalbereich. Ausgeleiert, pelzig, wie auf rohen Eiern – die Beschreibungen sind so vielfältig wie die Symptome. Der schleppende Gang, den ich auf der Wochenbettstation bei allen Müttern bemerkte, kam keineswegs durch Übermüdung. Es war dies unser Versuch, den schmerzempfindlichen Bauch- und Beckenbereich beim Gehen so wenig wie möglich zu erschüttern. Diejenigen, die sich entschließen zu stillen, bekommen noch ein Päckchen aufgeschnürt, die säugende Brust. Der Milcheinschuss dauert in der Regel ein paar Tage und ist, wenn ich die nicht jugendfreie Beschreibung meiner Freundin Sabine richtig verstanden habe, äußerst schmerzhaft. Die Brüste sind prall, knotig, hart, heiß, sie pochen, und dann saugt daran noch ein gieriges Mäulchen, na ja, wir können's uns vorstellen.

Frauen sind harte Knochen, die stecken was weg, locker.

Bislang klingt das Wochenbett nicht übermäßig anstrengend, oder? Ausfluss und Schmerzen, bitteschön, keine Frau, die das nicht kennt und spielend damit fertig würde. Allein – es sind nicht vornehmlich die körperlichen Beschwerden, die in dieser Zeit beschweren. Zu schaffen macht der Hintergrund, vor dem sie stattfinden. Was meine ich damit?

Es benötigte 60 Stunden Wehenarbeit und einen Kaiserschnitt, meinen Sohn auf die Welt zu bringen. Meine Premiere als Mutter gab ich als Wrack. Ich zitterte vor Erschöpfung, als ich meinen Sohn endlich berühren konnte, mein Körper zuckte unkontrolliert, ein Zustand, den ich nie wieder erleben möchte, allein die Erinnerung daran bestürzt mich heute noch. Dann, endlich, Schlaf. Schlaf? Nach drei Stunden wurde ich ruppig geweckt, eine Schwester hielt mir ein Baby vor die Nase: »Frau Wenzel, Ihr Sohn schreit, Brust freimachen.« »Ich kann nicht, ich bin am Ende«, flüsterte ich, meine Lippen waren ausgetrocknet. »Unsinn«, konterte die Frau, »vollendeter Unsinn.« Es war dies die erste Lektion, die ich als frischgebackene Mutter lernte: Um *mich* geht es jetzt nicht mehr.

Manchmal habe ich den Eindruck, dass in unserem Land des aufopfernden Mutterideals diese Lektion besonders erbarmungslos eingepeitscht wird. Bei uns gibt's keine Schonfrist, Übergangsphase, Probezeit, und ein Wochenbett, das seinen Namen verdient (und das unsere Mütter noch kannten), wurde schon lange abgeschafft. Nach Austreibung der Plazenta haben wir fürsorgende Mutter zu sein, jede Minute, jede Stunde des Tages. Eine Woche im Bett? Ich bitte Sie! Bleierne Müdigkeit, Kreislaufschwierigkeiten, Narbenschmerzen, Nachwehen, Blut, das aus uns herausschießt, Schweißattacken – sie wiegen nichts, wenn das Baby schreit. Mutti, raus aus dem Bett, Zähne zusammenbeißen, Kind versorgen. Wie anders meine Bekannte, eine Albanerin. Sie legte sich nach der Geburt ihrer Tochter konsequente vier Wochen ins Bett und überließ die Grobarbeit erst den Schwestern, dann ihrer Familie. Eine Selbstverständlichkeit, wie sie mir beteuerte, in ihrem Kulturkreis gebe man der Frau Zeit, sich dem Kind und der neuen Aufgabe anzunähern.

Es könnte der Start ins Mutterleben auch hierzulande weitaus frauenfreundlicher sein, lustvoller, gelassener, unverkrampfter. Aber solange auf den Wöchnerinnenstationen das gesellschaftlich geprägte Bild der Mutti praktiziert wird, sehe ich schwarz für Lässigkeit. Und so ist, wenn wir im Krankenhaus stationär entbinden, die erste Phase unserer Mutterschaft eine gnadenlose Entindividualisierung. Säuglingsschwestern, so lernen sie's wohl, verstehen sich nicht als verständnisvolle Begleiterinnen, die die frischgebackene Mutter sich noch ein paar Tage von Schwangerschaft und Geburt erholen lassen. Wo kämen wir da hin? Sobald die Frau einigermaßen vernäht ist, hat sie sich um ihren Nachwuchs zu kümmern, »Frau Wenzel, ran ans Kind!«. Mutterschaft ist Arbeit, Pflicht, Funktion, und immer herrscht ein subtiler Wettbewerb im Still- und Wickelzimmer, wer seine Aufgaben mit dem strahlendsten Lächeln bewältigt. So schnell es geht dann Entlassung, selbst wenn die Frau, wie ich damals, Augenringe hat, die ihr auf dem Boden schleifen. Es ist ein Irrsinn anzunehmen, das Wochenbett habe sich nach drei bis vier Tagen erledigt. Doch wen kümmert's? Muttersein heißt schließlich Verzicht, und je eher Mami das lernt, umso besser!

»Gott, bin ich glücklich!«

Wohl kaum.

Wir alle freuen uns rasend auf unser Kind, deswegen sind wir, zumindest im optimalen Fall, schwanger geworden. Wie herb war mein Erwachen auf der Wöchnerinnenstation! Mutterschaft erschien realiter wie der Negativabzug meiner Vorstellungen, ich war mir fremd, mein Kind war mir fremd und meine Schwiegermutter, die meine Tür mit einem »Isch a eigens Kind net's Wundervollschde auf der Welt?« aufriss, erst recht. Hatte ich mich in meiner Vorfreude aufs Kind getäuscht? War ich von Haus aus nicht zur Mutter geboren? Krähte bereits ein Rabe in mir?

Natürlich nicht. Es ging mir wie 80 Prozent aller frischgebackenen Mütter, die in den ersten Tagen nach der Geburt in ein erhebliches Stimmungstief geraten. Sie sind traurig, weinen häufig, dann wieder sind sie euphorisch, niedergeschlagen, müde, erschöpft, ängstlich, reizbar und können sich nur schwer konzentrieren. Natürlich hatte ich vorher von diesem Babyblues gehört, wer hat das nicht. Der liege an der Hormonumstellung und sei nach kurzer Zeit wieder vorbei, hört und liest man. Klar, sobald die Frau ein Kummer befällt, müssen es die Hormone sein. Dieses Argument hat mir bereits als Erklärung für die Verstimmungen während der Schwangerschaft nicht eingeleuchtet, und für die Trauer der Wöchnerin noch weniger. Gewiss, direkt nach der Geburt erleidet der Körper eine immense hormonelle Veränderung. Die Progesteron- und Östrogenwerte sinken innerhalb von 24 bis 36 Stunden auf ihren Normalwert zurück – in der Schwangerschaft liegen sie etwa um den Faktor fünfzig darüber. Fast könnte man das einen radikalen Entzug nennen. Zumal vor allem Östrogenmangel, dies ist aber eine wissenschaftlich nicht belegte Vermutung, Niedergeschlagenheit und sogar Depression bewirken kann. Gegen den Östrogenmangel als Erklärung für die depressive Verstimmung der Wöchnerin sprechen aber zwei Dinge. Erstens: Rechnerisch gesehen leidet die junge Mutter nicht an Mangel, sondern an Normalität, der Östrogenwert wird nach der Geburt lediglich auf das normale Niveau heruntergefahren. Zweitens: Frauen, die ambulant, im Geburtshaus oder zu Hause gebären, leiden weitaus seltener an postpartalem Baby-Blues, sie stecken den Hormonabfall locker weg. Es scheint demnach auch die Umgebung dazu beizutragen, wie wohl man sich fühlt.

Wie bitte? Es scheint demnach auch die Umgebung dazu beizutragen, wie wohl man sich fühlt? Huch, was für ein banales Sätzchen, eine Allerweltsweisheit. Und doch liegt uns gemeinhin nichts ferner, als mit dieser Banalität die Traurigkeit der jungen Mutter zu erklären. Da jagt man lieber die alte Hormonsau durchs Dorf, als auszusprechen, was wir, unter uns und hinter vorgehaltener Hand, längst wissen: Die erbarmungslose, halsstarrige Eine-Mutti-verzichtet!-Maschinerie vieler deutscher Wöchnerinnenstationen kann einem den ohnehin schon schweren Start in die Mutter-Kind-Beziehung ordentlich verleiden. Meine Trauerblockade jedenfalls löste sich in dem Moment, als ich endlich wieder zu Hause war und mit meinem Baby durch die wohl bekannten Räume streifte.

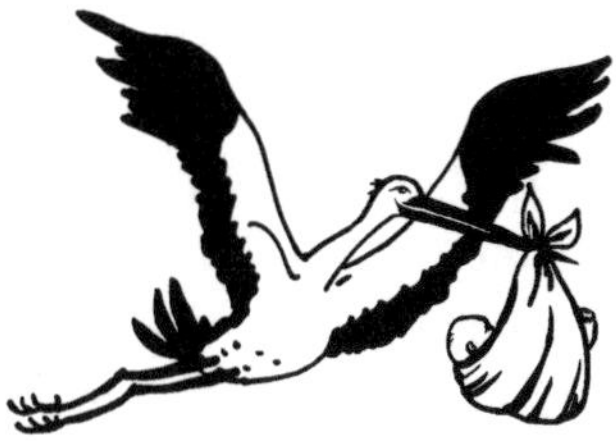

Alles bleibt anders

Richard Gere fährt also rosenwinkend in der Stretchlimousine vor, um Julia Roberts aus der Prostitution zu retten. Die freut sich, wer würde das nicht?!, und die beiden knutschen sich auf der Feuerleiter ihre Hochglanzliebe in die Münder, Film zu Ende, raus aus dem Kino.

Natürlich beschleicht uns eine leise Ahnung, dass bei Julia und Richard der heikle Teil erst beginnt. Schließlich sind Beziehungen nie nur wie ihr initialisierender glücklicher Kuss – die Abgeklärten unter uns würden sogar behaupten wollen, man könne ja schon froh sein, wenn wenigstens dieser Kuss glücklich war.

Unsere Gesellschaft will großes Kino. Und nach der Geburt des Kindes verlässt sie – eine Träne der Rührung in den Augenwinkeln – die Vorführung. Schön war's. Indes, die wahre Geschichte beginnt erst nach dem großen Geburtsfilm. Wie es eben so ist: Liebe allein macht noch keine gelingende Beziehung.

Wie jede Schwangere hatte ich äußerst präzise Vorstellungen, wie mein Leben mit Kind sein würde. Ich stellte mich darauf ein, für Monate nicht ausgehen und durchschlafen zu können, ein paar Wochen mit der Arbeit zu pausieren, ansonsten aber das Kind in mein gewohntes Leben zu integrieren.

Indes, alles bleibt anders

– mit Kind erschien mir mein gewohntes Leben plötzlich gar nicht mehr gülden. Ich konnte nicht zurück und, das ist wesentlich, ich *wollte* es auch nicht. Was längst nicht hieß, dass ich im neuen, dem Leben mit Kind, angekommen war. Weit gefehlt.

Es war ein langer Prozess, zueinander zu finden. Erst am Morgen des ersten Geburtstages meines Sohnes konnte ich in den Spiegel schauen und feststellen: »Jetzt passt es.« Es dauerte gut ein Jahr, bis ich den Eindruck hatte, Mutter und Frau und Geliebte und Berufstätige, vollends und guten Gefühls ich, wirklich zu *sein*. Die Monate zuvor kam ich mir immer ein wenig … gestelzt vor, bemüht, wie auf Erprobung verschiedener Rollen, und keine davon stellte mich wirklich dar. Erst nach zwölf Monaten war ich in meiner kleinen Welt angekommen: zufrieden, ausgeglichen und, bisweilen, das ist ja kein Dauerzustand, glücklich. Und ich wage fast zu behaupten, dass mir meine Umstellung auf die Mutterrolle noch recht schnell geglückt ist. Authentizität ist ein zeitaufwändiger Prozess, das wissen wir doch. Warum sollte sie bei einer Aufgabe, die nachgerade larger than life ist, bittschön schneller zu erreichen sein?

Natürlich passt es nicht in das gesellschaftliche Bild des Mutterglücks, dass es sich nicht pünktlich zur Geburt einstellt. Aber gesellschaftliche Bilder sollten wir uns auch wirklich nicht an die Wand pinnen, im Gegenteil. Sie erzeugen einen Druck, der uns das Leben noch schwerer macht, als es ohnehin schon ist. Zur Mutter wird man nicht in einem einzigen dramatischen und entscheidenden Augenblick geboren.

Ist das Leben mit Baby denn schwerer? Ja, das ist es, zumindest am Anfang. Schwierigkeiten beim Stillen und Füttern, ein spuckendes Kind, durchwachte Nächte, das nicht enden wollende Schreien und Herumtragen, Wäscheberge, Windelberge, Staubflusen überall, verdreckte Badezimmer, klebrige Küchen, die mühsame Regeneration des Körpers, übrig gebliebene Pfunde, die erbarmungslose Abhängigkeit des Babys von uns, seine Forderungen unabhängig davon, ob wir kreuzmüde oder ausgeschlafen sind, der Rückzug der Freundinnen, weil wir überhaupt keine Zeit mehr für schicke Gastronomie haben, ja nicht einmal mehr für ausgedehnte Telefongespräche, zu Hause Tag und Nacht, wie weggesperrt, kein Schritt mehr spontan, die einstige Berufstätigkeit in weiter Ferne – keins davon ein Anlass, in trunkenes Glück zu verfallen. Ich halte es schlicht für aberwitzig, diese Umstände mit einem lächelnden »Aber das Kind entschädigt mich für alles« zu parieren. Jede frischgebackene Mutter wird feststellen, dass ein paar tausend Gramm Menschlein so viel Arbeit und Selbstaufgabe einfach nicht aufwiegen können. Es wäre ein fataler Start ins Elternleben zu erwarten, dass das Kleine meine Welt rettet, die ich für es aufgab. Was uns in dieser Zeit besser hilft, ist dies: Gelassenheit. Und die Gewissheit, dass die ersten Monate der Tagundnachtgleiche vorübergehen. Dass es täglich besser wird. Einfacher, routinierter, mit mehr Spielräumen für einen selbst. Das Glück mit Kind kommt nach und nach. Ich konnte die vielen zärtlichen Gesten meines Sohnes gerade deshalb so genießen, weil ich sie nicht mit den kräftezehrenden Momenten der Fürsorgearbeit aufrechnete, sondern als das gelten ließ, was sie waren: Zeichen seiner überbordenden Freude, mit mir zusammen auf der Welt zu sein.

Die beste Vorbereitung aufs Kind ist das Ausmisten gesellschaftlicher Idealvorstellungen. Einen ersten Schritt auf dem langen Weg zum Mutterglück gehen wir nicht in den ohnehin unzähligen Stunden Fürsorgearbeit, sondern dann, wenn wir uns eingestehen, dass es ein Maß an Fürsorgearbeit gibt, mit dem wir uns wohl in unserer Haut fühlen. Und dieses Maß ist eben von Frau zu Frau unterschiedlich, ganz nach Maßgabe ihrer Persönlichkeit. Nicht diejenige ist die beste Mutter von allen, die einen 24-Stunden-Dienst am Kind betreibt. Nein, die beste Mutter ist die, die sich wohl fühlt in ihrem Leben.

Schnell nach der Geburt fing ich wieder an, mir Ich-Refugien zu gestatten. Schließlich hatte mein Kind auch einen Vater, der füttern und wickeln konnte wie ich. Popo abwischen, Fläschchen geben, Strampelanzug anziehen, Baby herumtragen, Ausgespucktes aufwischen, schmusen – dazu bedarf es bittschön nicht einer Gebärmutter, sondern guten Willens. Ich bin immer wieder erstaunt darüber, wie selten junge Mütter die Väter ans Baby lassen. Schnell beginnt so ein Teufelskreis: Der Vater fühlt sich von der Fürsorgearbeit ausgeschlossen, vermutet daher weiblichen Instinkt dahinter, Mutternatur, Busen, und beschränkt sich fortan auf den Gute-Nacht-Kuss, da kann er nix falsch machen. Die Mutter deutet dies als Desinteresse und fühlt sich noch mehr allein gelassen als ohnehin schon. Nö, das muss nicht sein. Ich jedenfalls ging einen Monat nach der Geburt das erste Mal wieder abends aus, es hat mir herrlich gut getan. So selbstverständlich, wie wir die Väter in die Kreißsäle mitnehmen, sollten wir sie auch in die Erfahrungswelt Kind einlassen. Ich denke, die meisten Männer sind dazu mehr als bereit.

Ich traf Ursi, eine ganz schlaue Frau, promovierte Theologin und angenehmerweise eine mir wohlgesonnene Bekannte, als sie kurz vor der Entbindung ihres zweiten Kindes stand. Ich fragte sie, wie sie über die Geburt und die bevorstehenden Wochen denkt. Ursi antwortete mir mit einer kleinen Rede, die ich für eine der wahrsten halte, die ich bislang in Bezug auf junge Mutterschaft hörte:

»Ich stelle mich darauf ein, dass das erste halbe Jahr wieder gar nicht zauberhaft wird: Entbindung ein Grauen, und plötzlich hält man ein Kind in den Armen, das man doch gar nicht kennt, kurze Nächte wegstecken, Rückbildung wegstecken, das eigene Leben vergessen, nur Füttern, Wickeln, Waschen, und wenn's gut läuft, komme ich dazu, meine Haare zu föhnen. Ich habe mir vorgenommen, mich in diesem harten halben Jahr stets daran zu erinnern, dass es mit meinem Sohn genauso war. Und dass eines Tages, ganz schleichend, das zauberhafte Leben wieder Eintritt hält, ein Knoten nach dem anderen sich auflöst. Dann bin ich wieder Ursi, Ursi mit zwei Kindern.«

Daran will ich mich halten, jetzt, da auch mir bald eine zweite Babyzeit bevorsteht. Die Mutter, die ich sein möchte, wird nicht mit der Entbindung geliefert. Ich entwickele mich langsam dazu, langsam, aber kontinuierlich. Wer möchte ich sein? Eine geistreiche Frau, humorvoll, selbstbestimmt, gescheit, gut angezogen, aufgeräumt mit meinem Mann und den Kindern lebend, aber nicht für sie allein. Ich weiß auch, dass es seine Zeit dauert, bis mir der Blick in den Spiegel wieder gefallen wird. Es dauert seine Zeit, bis das Wellfleisch am Bauch zusammenschnurrt, ich Muße für eine Frisur habe, die diesen Namen verdient, und ich wieder in meine Röcke hineinpasse, die mir momentan wie Puppenkleider vorkommen. Es braucht seine Zeit, bis die Gedanken mich wiederhaben, und ich über dieses Bermudadreieck Wiege – Wickelstation – Füttersessel hinaussehen werde. Doch ich weiß heute schon, dass mir gefallen wird, was ich dann sehe. Denn so schwierig der Start auch ist, eins, liebe Frauen, steht unwiderruflich fest:

Das Leben ist mit Kind definitiv schöner.

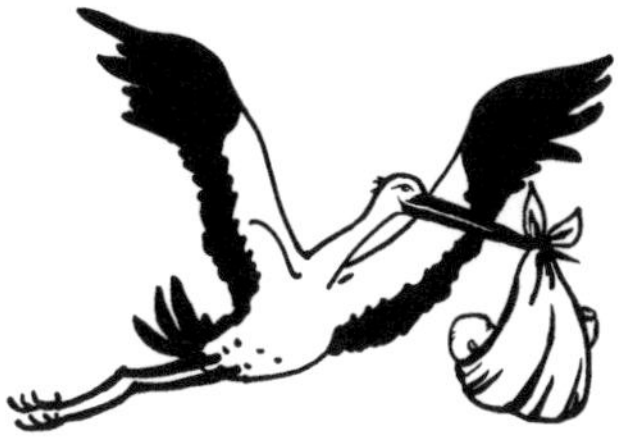

Anmerkungen

1 Birgit Gebauer-Sesterhenn, Thomas Villinger: Schwangerschaft und Geburt, München: Gräfe und Unzer, 2001, S. 73.
2 Gernot Gricksch: Als die wunderbarste Frau der Welt sagte: Wir sind schwanger, München: Droemersche Verlagsanstalt Th. Knaur Nachf., 2003, S. 20.
3 Ebd., S. 22.
4 Ebd., S. 12.
5 Ebd., S. 11f.
6 Dies alles sind Durchschnittswerte, die ich der Nestlé-Broschüre »Neun Monate voller Sicherheit und Genuss« entnommen habe.
7 Der BMI errechnet sich wie folgt: Körpergewicht (vor Schwangerschaft) geteilt durch Körperlänge (m) im Quadrat.
8 Get clingy – trage enganliegend –, war zu lesen in der Ausgabe April 2004.
9 Michel Odent: Die Wurzeln der Liebe. Wie unsere wichtigste Emotion entsteht. Düsseldorf und Zürich: Walter Verlag, 2001
10 Dieses Mantra entnehme ich der »Hebammensprechstunde« von Ingeborg Stadelmann, erschienen 1994 im Eigenverlag. Für die Statistikerinnen unter uns: Die Eröffnungsphase dauert bei einer Erstgebärenden im Schnitt sechs bis zwölf Stunden, die anschließende Austreibungsphase eine halbe Stunde bis zwei Stunden. Wie immer bei Durchschnittswerten: Sie nivellieren die Amplituden und

sind daher nur bedingt tröstlich. Es gibt Frauen, die bringen ihr erstes Kind in drei Stunden auf die Welt, und es gibt solche wie mich, bei denen es Tage dauert.

11 Gebauer-Sesterhenn, Villinger, a.a.O., S. 216.

12 Ebd.

13 Ebd.

14 Eine löbliche Ausnahme macht bezeichnenderweise »Das ehrliche Buch vom Kinderkriegen« von Christine Brasch und Inga-Maria Richberg, München: Wilhelm Goldmann Verlag, 1993.

15 Friedrich Manz, Mathilde Kersting, »Die richtige Milch für nicht gestillte Säuglinge« in: »Kinderärztliche Praxis. Sonderheft Säuglingsernährung«, Mainz: Kirchheim-Verlag, 2000, S. 25.

16 Ebd.

17 Diese Formulierung stammt aus einer Pressemitteilung der Firma Milupa. Für Säuglinge, die auf tierische Milch allergisch reagieren, bietet der Markt Produkte auf Sojabasis an.

18 Wir hörten Anwar Fazal. Er ist Mitbegründer von Waba, der World Alliance for Breastfeeding Action.

19 taz-Ausgabe Bremen, 18./19.9.2004, S. 24.

20 Nachzulesen im Mai 2004 auf den Internetseiten der Zeitschrift.

21 Gebauer-Sesterhenn, Villinger, a.a.O., S 259.

»Die Personalberaterin kennt die ›andere Seite‹ aus dem Effeff und kann daher gute Tipps geben.«
Die Zeit

Maren Lehky
Kind und Beruf – so funktioniert es
Erfolgsstrategien für den Wiedereinstieg
184 Seiten · broschiert
€ 16,90 (D) · sFr 29,90 · € 17,40 (A)
ISBN 3-8218-5898-2

Die Planung für den gelungenen Wiedereinstieg beginnt schon während der Schwangerschaft: Wann informieren Sie Ihren Arbeitgeber, wie behandeln Sie das Thema im Kollegenkreis, was können Sie für den Erhalt Ihres Arbeitsplatzes tun?

Die Personalberaterin Maren Lehky zeigt, wie Frauen mit Kind an ihren Arbeitsplatz zurückkehren oder ihre berufliche Neuorientierung strategisch klug vorbereiten können. Sie hilft mit konkreten Anleitungen und kommentierten Bewerbungsbeispielen und informiert übrt die aktuellen gesetzlichen Regelungen der Elternzeit, die berufsfördernde Gestaltung der beruflichen Auszeit, die mentale Vorbereitung des Wiedereinstiegs und die perfekten Bewerbungsunterlagen.